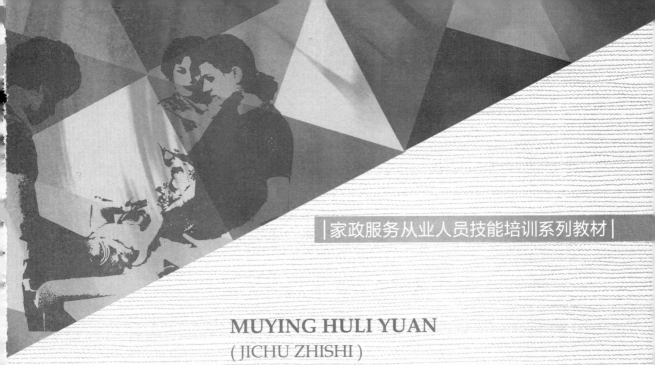

MUYING HULI YUAN

(JICHU ZHISHI)

母婴护理员

（基础知识）

寿佩勤　赵风霞 ◎主编

俞铮铮　李美珍 ◎副主编

U0276896

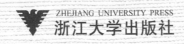

ZHEJIANG UNIVERSITY PRESS
浙江大学出版社

图书在版编目（CIP）数据

母婴护理员：基础知识 / 寿佩勤，赵风霞主编. —杭州：
浙江大学出版社，2017.6
ISBN 978-7-308-17062-8

Ⅰ. ①母… Ⅱ. ①寿… ②赵… Ⅲ. ①产褥期－护理
－技术培训－教材②新生儿－护理－技术培训－教材
Ⅳ. ①R714.61②R174

中国版本图书馆 CIP 数据核字（2017）第 140933 号

母婴护理员(基础知识)

主　编　寿佩勤　赵风霞

责任编辑　吴昌雷
责任校对　陈静毅　丁佳雯
封面设计　北京春天
出版发行　浙江大学出版社
　　　　　（杭州市天目山路 148 号　邮政编码 310007）
　　　　　（网址：http://www.zjupress.com）
排　　版　杭州好友排版工作室
印　　刷　杭州杭新印务有限公司
开　　本　787mm×1092mm　1/16
印　　张　12
字　　数　270 千
版 印 次　2017 年 6 月第 1 版　2017 年 6 月第 1 次印刷
书　　号　ISBN 978-7-308-17062-8
定　　价　29.00 元

母婴护理员

（基础知识）

主　编　寿佩勤　赵风霞

副主编　俞铮铮　李美珍

编　者　（以姓氏笔画为序）

马腹婵（宁波卫生职业技术学院）

刘志杏（宁波卫生职业技术学院）

寿佩勤（宁波卫生职业技术学院）

李美珍（宁波卫生职业技术学院）

杨菊林（宁波卫生职业技术学院）

金幸美（宁波卫生职业技术学院）

赵风霞（宁波卫生职业技术学院）

俞铮铮（宁波卫生职业技术学院）

前　言

为推动母婴护理员职业培训和职业技能鉴定工作的开展,在母婴护理员从业人员中推行宁波职业资格证书制度,宁波市贸易局、宁波卫生职业技术学院在完成《宁波市职业技能标准——母婴护理员》(以下简称《标准》)制定工作的基础上,组织专家及其他相关人员,编写了母婴护理员宁波市职业资格培训系列教材。

母婴护理员宁波市职业资格培训系列教材根据《标准》要求,在内容上突出"以职业活动为导向、以职业能力为核心"的指导思想,体现职业资格培训特色;在结构上针对母婴护理员职业活动领域分级别编写。

母婴护理员宁波市职业资格培训系列教材包括《母婴护理员(基础知识)》《母婴护理员(初级技能)》《母婴护理员(中级技能)》《母婴护理员(高级技能)》4本教材,内容涵盖《标准》中对本职业资格的基本要求。

本教材包括母婴护理员宁波市职业资格培训系列教材中各级别母婴护理员均需掌握的基础知识,共8个章节,包含职业道德、孕产妇照护基础、婴儿照护基础、营养与烹饪基础、孕产妇营养基础、新生儿营养与喂养基础、基本人文素养、相关法律与法规知识等内容。适用于各个级别母婴护理员的职业资格培训,是宁波市母婴护理员职业技能资格鉴定指导用书。

由于水平和时间所限,本教材中难免有不妥、错误及遗漏之处,恳请使用本书的从业者和读者批评指正,以便修订完善,提高教材质量。

编　者

2016 年 11 月

目　　录

第1章 职业道德

第1节 职业道德基本知识

母婴护理员是专业护理产妇与新生儿的专业工作人员,肩负着维护新生命与产妇的安全、健康的重任。母婴护理员的工作通常集育婴师、护士、营养师、保育员、催乳师、心理咨询师的基本工作于一体,服务对象主要是新生儿和产妇,其中对新生儿的护理约占80%,对产妇的护理约占20%,服务的内容以月子护理为主。要求母婴护理员必须具备较高的职业道德水准,良好的身体素质、文化素质、心理素质和行为举止。

一、道德与职业道德

道德是一种社会意识形态,是人们共同生活及其行为的准则与规范。道德往往代表着社会的正面价值取向,起判断行为正当与否的作用。道德是指以善恶为标准,通过社会舆论、内心信念和传统习惯来评价人的行为,调整人与人之间以及个人与社会之间相互关系的行动规范的总和。

职业道德是指从事一定职业的人员,在其特定的工作或劳动中所应遵循的带有职业特点的道德规范的总和。每个从业人员,不论是从事哪种职业,在职业活动中都要遵守道德。职业道德不仅是从业人员在职业活动中的行为标准和要求,而且是本行业对社会所承担的道德责任和义务。《国家职业标准》对母婴护理员等家庭服务员的基本要求的第一项就是职业道德。

二、母婴护理员的职业道德

1. 遵纪守法,诚实守信

遵纪守法是对公民的普遍要求,母婴护理员作为公民的一分子,同样要做到。遵纪守法就是要遵守国家的宪法和各项法律、法规,履行每一个公民应尽的义务。同时还要讲礼貌,注重个人修养,待人接物要文明礼貌,不做有损于社会公德的事。

母婴护理员与客户家人相处的时间较多,建立起诚实守信的服务关系非常重要。客户把产妇、新生儿和家托付给母婴护理员,是一种信任,护理员应该珍惜这种信任。进入雇主家庭后,应处理好与家庭成员的关系,文明礼貌地对待所服务家庭中的每一个人,要把握好角色分寸,正确处理各种关系和问题。要爱护客户的财物,不挥霍浪费,不该用的东西不要用,不该拿的东西不能拿。对于客户的家庭问题不宜插入评论,不可搬弄是非,要充分尊重客户的隐私权。要遵守合同条款,不能无故违约;不能因为与服务对象发生矛盾就消极怠工、轻易变更工作或不辞而别。从事母婴护理服务工作非常需要具备忠诚本分的品质,以成为产妇家庭中可靠、可信的人。

2. 爱岗敬业,尊妇爱幼

母婴护理员等家庭服务员职业是社会进步(社会分工越来越细,家务劳动社会化)和经济发展的产物,是社会的需要。要充分认识母婴护理工作的重要性,要有职业的神圣感、崇高感、责任感、平等感。母婴护理员与其他行业从业人员一样,都是以辛勤的劳动换取报酬,都对社会做出了贡献。母婴护理员应充分认识自己工作的价值和意义,认识自己所从事的职业在社会中的地位,热爱本职工作,忠实地履行自己的职责。

爱心是做好每项工作的前提和基本条件,母婴护理员尤其如此。服务对象的特殊性决定了母婴护理服务是一个爱心工程。家人把孕产妇及新生儿的日常生活照护都寄托在护理人员身上,希望得到人文的关心照顾和坐月子的满意效果。服务过程中首先要体现出对生命的关爱。一是对新生命的关爱,对哺育生命的"母亲"的关爱。二是对弱者的关爱。不管是新生儿还是产妇,他们都处在机体免疫力较低、易患病的阶段,需要对他们报以更多的关爱,帮助他们度过人生中这一特殊时期。尤其是对那些在意生男生女的家庭,当愿望与结果有差距时,产妇可能会受到来自自身或家人的无形压力,产生心理上的波动。在这种情况下,母婴护理员要付出更多的关心和体贴。

一位优秀的母婴护理员应该乐于奉献出自己的爱心,把每一个产妇都当成自己的姐妹,把所有的婴儿当作自己的孩子去照料。对待孕产妇的态度,不会因为其家庭的富裕程度、职位高低、容貌美丑、本地外地、亲疏远近等而有所区别,应一视同仁,以诚相待,这样才会把工作做好,赢得客户的信赖。

3. 吃苦耐劳,仔细周到

由于"月子"期间的饮食、保健等都直接影响产妇和新生儿健康,因而母婴护理员可以说是责任重大。在护理过程中稍有不慎,就可能影响产妇身体康复和新生儿成长发育,尤其是可能给产妇带来终生的病痛(俗称"月子病"),甚至危及新生儿的生命安全,所以母婴护理员要以高度的责任心、仔细周到的态度来对待该工作。

4．自强好学,技能过硬

母婴护理员在工作过程中,不论是洗衣、做饭、刷奶瓶、冲奶粉,还是观察产妇、新生儿的情况,都包含着大量的科技知识和各种生活技能的运用。为了提高服务质量,母婴护理员必须与时俱进,重视知识和技能的充电。在完成工作任务后,抓紧时间多学习相关的知识和技能,如营养烹饪技术、婴幼儿养育知识、家电使用和保养知识等,提高服务水平。只有勤奋好学,掌握必要的科学护理知识,才能出色地完成母婴护理工作。

第 2 节　职业守则

一、母婴护理员的工作职责

1．新生儿照护

新生儿观察;脐带护理;五官护理;臀部护理;科学换尿布;新生儿洗澡;新生儿抚触;喂养;婴儿用品清洁消毒,新生儿潜能开发训练(本能反射,视觉、听觉开发,眼神交流,促进语言中枢发展等);配合保健医护人员家访等。

2．产妇照护

产褥期观察和护理;乳房护理及按摩;母乳和人工喂养指导;产妇生活护理,协助产妇沐浴、洗衣及清理卧室,保持产妇房间空气新鲜、环境舒适、整洁安静;饮食护理(产妇营养配餐);产后形体恢复;产后心理指导等。

二、母婴护理员的行为准则

(一)上岗须知

①重视留给客户良好的第一印象。

②应了解并牢记客户的家庭住址及周围与服务相关的场所和服务时间。

③应了解所服务家庭成员的关系和紧急时应找的人以及电话和住址。

④应了解客户对服务工作的要求和注意事项。

⑤应了解所服务家庭成员的性格、爱好、工作、生活习惯及家庭生活物品的摆放位置。

⑥尊重并适应雇主家的卫生及生活习惯,培养良好的生活习惯。

⑦母婴护理员上岗时应自带衣物和日常生活用品。

⑧应由雇主带领去医院检查身体,最好注射乙肝疫苗。

(二)母婴护理员的行为准则

1. 母婴护理员的仪容、仪态

(1)整洁文明的仪表

一个人的仪表不但可以体现他的文化修养,也可以反映他的审美趣味。母婴护理员(月嫂)要保持头发、面部与手部的清洁:头发要勤洗涤,确保无异味、无异物(头皮屑),不漂染彩色头发;要勤洗脸,保持面部清洁无异物;坚持早晚刷牙,餐后漱口,杜绝口臭;工作岗位不化妆,因为香粉、胭脂、口红、香水等可能导致婴儿过敏;保持手部清洁与光滑,勤洗手,勤剪指甲,不涂指甲油。

(2)大方得体的着装

要根据自己的身体情况选择合适的服装,避免盲目包装。好的职业着装应该是最不干扰专业表现的穿着。母婴护理员的职业着装原则是简洁朴素、易于工作,注重实用性,不强调审美功能。具体要求是:穿着洁净,内衣、外套勤换洗;面料要柔软、细腻,棉质为主;款式要简洁、庄重、大方,忌拉链、金属扣、亮片等装饰,以免划伤婴儿;色彩要少而柔和,忌繁杂,要适合个人肤色;不戴华丽、有碍工作的首饰,如戒指、手链、胸针等;衣服不残破,不穿高跟鞋,鞋子勤擦洗。

(3)举止庄重,体态优雅

第一,母婴护理员在工作中要做到"四轻":说话轻、走路轻、操作轻、开关门轻。第二,母婴护理员在使用体态语言时,精神状态要保持平静、积极、向上,以体现出自己内在的气质、修养、情操和性格特征。

2. 在产妇家中的基本礼仪

(1)了解雇主的习惯、尊重雇主的要求

到产妇家后,要明确自己与雇主的关系,一般应按雇主的意愿行事,尽快熟悉和了解雇主的生活习惯,如雇主的饮食口味、爱好、作息时间等。

(2)明确自己在雇主家的位置

注意摆正自己的位置,任何时候都不要喧宾夺主。雇主家人在谈话、看电视、吃饭时,应自觉回避到自己的房间或做其他的工作,给雇主家人以必要的私人空间。不要打听雇主家和别家的私事,更不要和其他保姆在一起对自己的雇主或其家庭说长道短。

（3）注意礼节

不经许可不要进入雇主卧室，如必须进去工作或有事必先叩门，出去时记住轻轻带上门。平时衣着简朴，不可着过透、过紧、过短的衣服，更不宜浓妆艳抹或佩戴较为夸张的首饰。

（4）自备日常生活用品

个人生活用品可以参考使用雇主指定品种，不要用雇主专用生活用品，更不可动用雇主化妆品或因好奇翻看雇主私人用品。

（5）诚实待人

在雇主家不欺瞒雇主，该说的事情说，不该说的不要说。

（6）雇主的叮嘱和交代要记清

因为语言的原因，未听清或未听懂的一定要问清楚，不要不懂装懂。交代过的事情不能让雇主老是提醒。

（7）慎用雇主的私人电话

尽量不要用雇主家的电话，更不能把雇主家的电话号码告知其他人。如必要时使用了雇主电话后要及时向雇主说明情况，以免产生误会。

（8）防止损毁物品

工作时尽量小心仔细，如损坏雇主家的东西，应主动向雇主认错，争取雇主谅解。切不可将损坏的东西偷偷扔掉，或推诿。

（9）恰当处理权利与需要之间的关系

根据公司规定休假，如没有时间休假，合同中可约定加发工资，也可以积累至合同期满集中休假。不可以强行要求休假或增加工资。

（10）减少不必要的来往

不经雇主许可不要随便外出，不要私自外出会亲友，更不要把外人领到雇主家里。

（11）财务账目要分清

帮雇主采购日常用品时，一定要注意做好日常开支记账，不得虚报冒领。

（12）按合同约定领取工资

合同签订后，一切按合同规定办事，不得随意要求增加工资，更不得向雇主以提前发工资的名义借款。

（13）正确处理和化解与雇主的矛盾

正确对待雇主的苛刻行为，宽宏大度，学会忍耐。

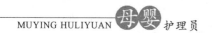

(14)及时消除误解

及时消除误解,说清事实,分清责任。

3. 谈吐举止要求

①使用规范的语言——普通话。这是服务人员基本素质和服务意识的体现。

②要尊重谈话对象,学会倾听。

③经常和规范使用五句基本礼貌用语:

问候语:你好!

请求语:请!

感谢语:谢谢你!

抱歉语:对不起!

道别语:再见!

4. 与产妇家庭成员相处注意事项

(1)与产妇家的长辈相处

在与长辈的交往中,要关心对方,照顾对方;要谦虚好学,主动请教长辈;在大庭广众之下阐述自己的意见时,要尽量做到言简意明,宜多用讨教的语气;有不同意见,不要故作谦虚之态,要坦率说明自己的观点;不要自恃聪明能干,话说不停,强词夺理。

(2)与同辈的交往

宜彼此多交流探讨一些共同关心和感兴趣的话题,如了解当地的风土人情或如何做好母婴护理工作等。

(3)母婴护理员如何招待客人

如果是接待事先约好的客人,要提前做好准备;如果是招待临时来的客人,也要用适当的方式,不要当着客人的面收拾房间,如房子有点乱,可以做适当的解释。把客人领进屋后,请客人入座;收到客人的礼物要及时处理;要学会与客人聊天(尽量让客人多说,洗耳恭听)。

(4)学会和邻居友好相处

把握与邻居的来往尺度,既要热情,又要保持距离。遇到困难相互帮助。

5. 母婴护理员的工作原则

①工作早安排、巧计划。

②见缝插针、避免空劳。

③分清主次、繁简、急缓,劳逸结合。

④主动协商、争取合作。做事要主动,遇事多与雇主商量,听取意见和建议,相互沟通、协作。

最后,要做到健康、乐观、知足,懂得感恩与珍惜,能够善待别人,善待工作,善待社会。

（寿佩勤）

第2章 孕产妇照护基础

第1节 孕产妇生理、心理知识

一、女性解剖结构

女性生殖系统包括内、外生殖器官及其相关组织与邻近器官。生殖器官位于骨盆腔内。

1. 女性外生殖器

女性外生殖器(图 2-1)又称外阴,指生殖器官的外露部分,包括耻骨联合至会阴及两股内侧之间的组织。

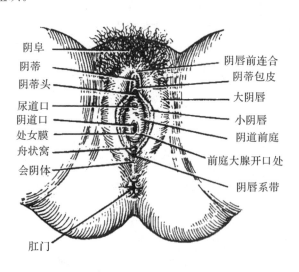

图 2-1 女性外生殖器

(1)阴阜

位于耻骨联合前面,皮下有丰富的脂肪组织,青春期开始生长阴毛,分布呈尖端向下的三角形。

（2）大阴唇

为邻近两股内侧的一对纵行隆起的皮肤皱襞，前起于阴阜，后止于会阴。外侧面与皮肤相通，青春期长出阴毛，皮层内有汗腺和皮脂腺，皮下脂肪很厚，内有丰富的静脉丛，损伤后易形成血肿，内侧面皮肤湿润似黏膜。未婚妇女的两侧大阴唇自然合拢，遮盖尿道口及阴道口，经产妇的大阴唇因分娩影响向两侧分开。

（3）小阴唇

为位于大阴唇内侧的一对薄皮肤皱襞。表面湿润、无毛，富含神经末梢，敏感。两侧小阴唇前端相互融合，再分为两叶包绕阴蒂。后端与大阴唇后端在正中线会合形成阴唇系带。此系带可因阴道分娩而不明显。

（4）阴蒂

位于小阴唇的顶端，为海绵体组织，有勃起性。分为阴蒂头、阴蒂体、阴蒂脚三部分。阴蒂头显露，富含神经末梢，极敏感，直径为 6～8mm。

（5）阴道前庭

为两小阴唇之间的菱形区。前为阴蒂，后为阴唇系带。在此区域内有以下各器官：

①前庭大腺，又称巴氏腺，位于大阴唇的后方，似黄豆大小，左右各一。腺管细长，开口于小阴唇与处女膜之间的沟内。性兴奋时分泌黄白色黏液润滑阴道口。正常时不易触及此腺，感染时腺管口堵塞形成脓肿或囊肿时可触及。

②尿道口，位于阴道口与阴蒂之间，为一不规则的椭圆形小孔。后壁上有一对尿道旁腺，其分泌物有润滑尿道口的作用，此腺常为细菌潜伏之处。

③阴道口及处女膜，阴道口位于尿道口的下方，阴道口的周边覆盖有一层薄膜，称处女膜。膜中央有一孔，经血从此排出。孔的大小、形状、厚薄因人而异。处女膜多在初次性交或剧烈运动时破裂，阴道分娩后仅留数个小隆起，称处女膜痕。

2. 女性内生殖器

女性内生殖器（图 2-2）包括阴道、子宫、输卵管及卵巢。输卵管及卵巢亦称为子宫附件。

（1）阴道

是性交器官和月经血排出及胎儿娩出的通道。阴道上宽下窄，前壁长 7～9cm，与膀胱及尿道相邻，后壁长 10～12cm，与直肠相贴。下端开口于阴道前庭，上端环绕子宫颈形成前、后、左、右穹窿。阴道壁有很多横纹皱襞及弹力纤维，伸展性较大。阴道壁富

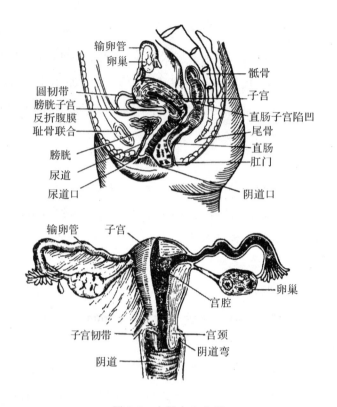

图 2-2　女性内生殖器

有静脉丛,损伤后易形成血肿。

(2)子宫

位于盆腔中央,膀胱之后,直肠之前,呈前倾前屈位,为前壁略扁平而后壁稍隆起的倒置梨形。成年妇女长 7～8cm,宽 4～5cm,厚 2～3cm,重约 50g,宫腔容量约 5mL。

子宫上部较宽,称子宫体,其上端突起部分称子宫底。子宫底两侧与输卵管相通的部分称为子宫角。宫体的内腔称子宫腔,呈上宽下窄的三角形。子宫下部较窄呈圆柱形的部分称为子宫颈。宫颈的内腔呈梭形称宫颈管,成年妇女长约 3cm,下端称宫颈外口,通入阴道。宫体与宫颈之间的狭窄部分称子宫峡部,非孕期长约 1cm,妊娠后逐渐伸展至 7～10cm,形成子宫下段。

(3)输卵管

为一对细长而弯曲的管道,内侧连通于子宫角,外侧游离。全长 8～14cm。从内向外分为间质部、峡部、壶腹部、伞部。输卵管是受精的场所,也是运送孕卵的管道。输卵管黏膜受性激素影响有周期性变化。

（4）卵巢

为一对扁椭圆形的性腺,具有产生卵子和分泌性激素的功能。卵巢位于输卵管的后下方,附着于阔韧带后叶,外侧以骨盆漏斗韧带连于骨盆壁,内侧以卵巢固有韧带连接于子宫。成年妇女的卵巢约大小为 4cm×3cm×1cm,重 5～6g,呈灰白色。青春期后因排卵,卵巢表面凹凸不平;绝经后卵巢萎缩变小变硬。

3. 女性生殖器的邻近器官

女性生殖器与盆腔等其他器官不仅位置相邻近,且血管、神经、淋巴也有相互联系。当某一生殖器有病变时,易累及邻近器官。

（1）尿道

位于阴道前面,开口于前庭,长 4cm。因女性尿道短而直,又接近阴道,易发生泌尿系统感染。

（2）膀胱

位于耻骨联合之后,子宫之前。空虚时位于盆腔内,充盈时可升至腹腔。膀胱充盈时会影响子宫的收缩,发生产后出血。

（3）输尿管

为一对肌性圆索状长管,妊娠时受子宫的压迫,易发生尿淤积,使肾盂肾炎的发病率增加。

（4）直肠

直肠下 2/3 与阴道后壁紧贴,其间仅隔一层结缔组织和筋膜,因此,阴道后壁损伤时可累及直肠,发生粪瘘。分娩处理时应避免损伤直肠。肛门距阴道外口很近,易引起生殖道上行感染。

（5）阑尾

位于右髂窝内,与右侧输卵管及卵巢相邻,因此,妇女患阑尾炎时可能累及子宫附件,应注意鉴别诊断。妊娠期阑尾的位置可随妊娠月份增加而逐渐向上向外移。

4. 女性骨盆及会阴

（1）骨盆

女性骨盆是胎儿经阴道娩出的必经之道,又称骨产道。其大小、形态对分娩有直接影响。

①骨盆的构成。骨盆(图 2-3)由骶骨、尾骨和左右两块髋骨组成。骶骨由 5～6 块骶椎合成;尾骨由 4～5 块尾椎合成;每块髋骨由髂骨、坐骨及耻骨融合而成。骨盆各部

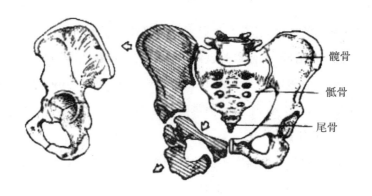

髋骨

骶骨

尾骨

图 2-3　正常女性骨盆

之间由关节、韧带或软骨相连,形成一个盆形骨环。妊娠期由于激素影响,韧带较松弛,关节的活动性稍增加,有利于分娩。

②骨盆的分界(大小骨盆的分界线)。以骶岬上缘、两侧髂耻线及耻骨联合上缘为界,将骨盆分为假骨盆(大骨盆)及真骨盆(小骨盆)。假骨盆位于骨盆的分界线之上,与分娩无直接关系,但通过测量其径线可间接了解真骨盆的大小。真骨盆位于骨盆的分界线之下,是胎儿娩出的通道,故又称骨产道。真骨盆上为骨盆入口,下为骨盆出口,两口之间为骨盆腔。

(2)会阴

广义的会阴指封闭骨盆出口的所有软组织。狭义的会阴指阴道外口与肛门之间的软组织,厚 3～4cm,由外向内逐渐变窄呈楔形。会阴伸展性较大,妊娠后组织变软,有利于分娩,但分娩时承受的压力也较大,若处理不当,可发生不同程度的撕裂伤,影响盆腔器官的位置与功能。如子宫脱垂、膀胱阴道瘘(尿瘘)、阴道直肠瘘(粪瘘)等,分娩时应注意保护。

5.女性乳房

女性乳房为双侧、对称性的外分泌腺体,外有皮肤,腺体位于脂肪及结缔组织中。乳房位于胸部,为半球形。乳房的大小、形状因人而异,并且随年龄变化也会有不同。

(1)乳房的位置和形态

乳房位于胸前部,胸大肌和胸肌筋膜的表面(图 2-4)。成年未产妇女的乳房呈半球形,紧张而有弹性,乳房中央为乳头,其顶端有输乳管开口。乳头周围的环形色素沉着区,称乳晕。

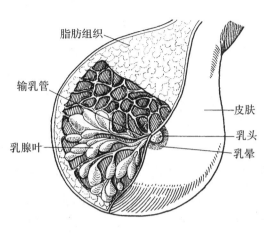

图 2-4 女性乳房的正面观　　图 2-5 女性乳房的矢状切面

（2）乳房的内部结构

乳房由皮肤、皮下脂肪、纤维组织和乳腺构成。乳腺位于皮肤和胸肌筋膜之间，被致密结缔组织和脂肪组织分隔成 15～20 个乳腺叶。每个乳腺叶都有一条输乳管，乳腺叶和输乳管围绕乳头呈放射状排列（图 2-5）。

（3）乳汁分泌的调节

垂体分泌的催乳素及妊娠期分泌的胎盘催乳素对乳房的生长发育及泌乳有重要的影响。小儿吸吮乳头可刺激乳头的神经末梢，使垂体分泌催乳素，促使乳房分泌乳汁。小儿吸吮得越多、越早，乳汁就分泌得越多、越早，此为催乳反射，也称喷乳反射。乳腺腺泡内乳汁如不被排出，会淤积其中，抑制催乳反射。如果产妇有产后出血、睡眠不好、心理状态不佳及食欲不好等情况，也会导致乳汁分泌不足。

二、孕产妇主要生理变化

1. 妊娠期的生理变化

妊娠期为了适应胎儿生长发育和分娩的需要，同时为产妇哺乳做好准备，母体各系统发生了一系列适应性的解剖和生理变化。分别如下：

（1）生殖系统的变化

①子宫：子宫体随妊娠月份逐渐增大变软。妊娠 12 周后，增大的子宫超出盆腔，在耻骨联合上方可触及。妊娠晚期，因盆腔左侧有乙状结肠占据，故子宫呈不同程度的右旋。足月时，子宫体积可达 35cm×22cm×25cm，宫腔容积达 5000mL，重量达 1000g。

子宫峡部非孕时长约 1cm,随妊娠进展逐渐伸展、拉长、变薄,临产时达 7～10cm,形成子宫下段,成为软产道的一部分。

②输卵管:输卵管充血、水肿、变长。

③卵巢:略增大,停止排卵。

④外阴、阴道:外阴色素沉着,组织软。阴道黏膜呈紫蓝色,皱襞增多,伸展性增强;阴道分泌物增多,上皮细胞糖原含重增加,乳酸含量增加,可防止致病菌生长。

(2)乳房的变化

乳房腺管、腺泡增生,乳房增大。乳头、乳晕着色,皮脂腺肥大形成散在的小隆起,称蒙氏结节。在妊娠后期,尤其是近分娩期挤压乳房时可有数滴黄色液体逸出,称初乳。

(3)血液循环系统的变化

①血容量:自妊娠 6 周起开始增加,妊娠 32～34 周时达高峰,约增加 35%,其中血浆约增加 1000mL,红细胞约增加 500mL,使血液稀释,呈现生理性贫血。血红蛋白值下降至 100g/L 时,考虑为贫血。

②心脏:血容量及新陈代谢增加,心输出量增加,心率加快,每分钟增加 10～15 次。子宫增大使膈肌上抬,心脏向左、前上方移位,大血管扭曲。

③血压及静脉压:妊娠期收缩压无明显变化,舒张压因外周血管扩张、血液稀释以及子宫胎盘循环的建立形成动静脉短路而稍降低,脉压增大。妊娠期回流入下腔静脉的血量增多,加之增大子宫的压迫,下肢、外阴和直肠的静脉压升高、静脉管壁扩张。因此,易发生下肢、外阴静脉曲张或痔。孕妇若长时间仰卧,增大的子宫可压迫下腔静脉,使回心血量和心输出量均减少,导致血压下降等,此时称仰卧位低血压综合征。

(4)其他系统的变化

①消化系统:妊娠早期约 50% 的孕妇出现不同程度的早孕反应。胃排空时间延长易出现上腹饱满感。妊娠中、后期胃肠平滑肌张力下降,胃内酸性内容物可反流至食管下部,产生"烧心"感。肠蠕动减弱,易肠胀气或便秘。

妊娠期胆囊排空时间延长,致胆汁稍黏稠淤积,易诱发胆石症。受雌激素影响,牙龈易充血、水肿、出血,牙齿易松动或出现牙龈炎及龋齿。

②呼吸系统:妊娠早期,上呼吸道黏膜充血、水肿,局部抵抗力减低,易发生感染;妊娠后期,因横隔上升,平卧时有呼吸困难感。

③泌尿系统:妊娠期肾血流量及肾小球滤过率增加,尿中可出现少量蛋白。约 15% 的孕妇饭后也可出现糖尿。妊娠 12 周前增大的子宫压迫膀胱,以及妊娠末期胎先

露压迫膀胱均可引起尿频。受孕激素影响,输尿管轻度扩张,张力下降,蠕动减弱,尿流缓慢,易发生急性肾盂肾炎。

④内分泌系统:妊娠期垂体、肾上腺、甲状腺有不同程度的增大,分泌量增多,但无功能亢进表现。

(5)其他

①体重:于妊娠13周后逐渐增加,平均每周增加350g,至妊娠足月时,体重共约增加12.5kg。妊娠期体重增加过多或过少,均可影响孕妇与胎儿健康。因受激素影响,可出现不同程度的水钠潴留。

②矿物质:胎儿生长发育需要大量的钙、磷、铁。妊娠末期胎儿体内所含钙、磷,大部分是妊娠最后2个月内积累的,故应于妊娠最后3个月适量补充维生素D和钙,并要注意补充外源铁,以防发生缺铁性贫血。

③皮肤:妊娠期因垂体分泌促黑色素细胞激素增加以及雌激素、孕激素明显增多,孕妇面颊、乳头、乳晕、腹白线及外阴等处出现色素沉着。面颊呈蝶形分布的褐色斑称妊娠斑。由于子宫增大,腹壁皮肤弹力纤维过度伸展而断裂,皮肤出现紫色或淡红色条状裂纹,称妊娠纹。

④骨骼、韧带:部分孕妇可感觉腰骶部及肢体疼痛不适,可能与骨盆关节、韧带松弛有关。妊娠期如严重缺钙,可引起骨质疏松,出现骨骼疼痛。

2. 产褥期的生理变化

(1)生殖系统的变化

①子宫:在产褥期变化最明显。胎盘娩出后的子宫逐渐恢复至非孕状态的过程,称为子宫复旧。子宫复旧主要是子宫体和子宫颈复旧。

子宫体复旧主要表现是子宫肌纤维缩复和子宫内膜再生。子宫肌纤维缩复,子宫体逐渐缩小,产后第一天宫底平脐,以后每天下降1~2cm,于产后1周子宫缩小至约孕12周大小,产后10日子宫降至骨盆腔内,直至产后6周恢复到正常非孕大小。胎盘娩出后,子宫的胎盘附着面立即缩小至手掌大,面积仅为原来的一半,残留的子宫内膜基底层逐渐再生新的功能层,子宫腔表面均由新生的内膜修复。分娩后的子宫颈松软、呈紫红色、壁薄皱起如袖口。产后2~3日宫口仍可容2指;产后1周子宫颈内口关闭,宫颈管形成,宫口仅容1指尖;产后4周宫颈恢复至正常形态。产后子宫下段收缩逐渐恢复为非孕时的子宫峡部。

②阴道、外阴及盆底组织:产后阴道壁肌张力逐渐恢复,阴道腔逐渐缩小,约在产后

3 周重新出现黏膜皱襞,但不能完全恢复到未孕前的紧张度。外阴因高度伸展而发生充血、水肿,产后 2～3 日内自行消退。会阴部若有轻度撕裂,或会阴切口缝合后,均能在 3～5 日内愈合。产后 1 周盆底组织水肿消失,组织张力开始逐渐恢复,但极少能恢复原状。若能在产褥期坚持做保健操,盆底肌可恢复至接近未孕状态。

(2)乳房的变化

乳房的主要变化是泌乳,包括乳汁的产生和射乳。分娩后,由于体内雌激素、孕激素、胎盘生乳素水平急剧下降,解除了对垂体生乳素功能的抑制,乳汁开始分泌。新生儿吸吮动作可反射地引起神经垂体释放更多催乳素和缩宫素,促使乳汁分泌和排出。哺乳还有利于子宫收缩,使生殖器官及有关器官组织更快恢复。

(3)血液循环系统的变化

妊娠期血容量增加和生理性贫血,于产后 2～3 周恢复至未孕状态。在产后最初 3 日内,因胎盘循环停止和子宫缩复,大量血液从子宫涌入体循环,加之妊娠期过多组织间液的回吸收,使血容量增加 15％～25％,尤其是在产后 24h 内心脏负荷加重,心脏病产妇此时极易发生心力衰竭。

(4)消化系统的变化

产后 1～2 日内常感口渴,喜食流质或半流质,但食欲欠佳,以后逐渐好转。产褥期卧床多活动少,腹直肌及盆底肌松弛,肠蠕动减弱,易发生便秘。

(5)泌尿系统的变化

产后 1 周内尿量明显增多。在分娩过程中由于膀胱受压致黏膜充血、水肿、肌张力降低,对膀胱内压的敏感性下降,以及会阴伤口的疼痛、不习惯于床上排尿等原因,容易出现排尿不畅及尿潴留。

(6)内分泌系统的变化

月经复潮及排卵时间受哺乳影响。不哺乳产妇平均产后 6～8 周月经复潮,约产后 10 周恢复排卵。哺乳产妇平均产后 6～8 个月月经复潮,可同时排卵,部分妇女在哺乳期间月经一直不来潮,但在首次月经来潮前可有排卵,故哺乳产妇未见月经来潮也有受孕可能。

三、孕产妇心理特点

1. 妊娠期心理特点

孕妇在孕育新生命时的心理变化也是不可忽视的,一般而言,孕妇的心理敏感度比平时有所增加。在妊娠各时期,会出现不同的心理变化,其中,人际关系是影响妊娠时心理状态的重要因素。因此,妊娠期是一个需要心理调适并关注情绪健康的时期。

(1)妊娠确诊

孕妇有一种将为人母的复杂心理。首先孕妇会感到喜悦,因为妊娠不仅证实了自己生育功能健全,而且预感到自己在家庭和社会中地位的变化,即要做妈妈。强烈的母爱从此时开始,因而有的孕妇会在情绪上表现出兴奋,有的则可能变得娇宠、霸道,在家中无意识地以自我为中心,也有的怕难以承受担当母亲的责任而感到惶惑和紧张。

(2)妊娠早期

孕妇早孕时出现一些不适,可能会产生焦虑、忧郁等情绪,在产生一些异常情况,如发热感冒服药后、阴道见红,养宠物或丈夫吸烟时,因担心流产或胎儿发生出生缺陷,这种焦虑、忧虑的情绪更为明显。孕妇的心理特点是情绪不稳,好激动,易于发怒或流泪,有的会挑食,表现懒散、爱发脾气等。但是,大多数妇女会高兴,为新生儿的出生积极准备。乐观的心态能帮助孕妇度过早孕反应不适的阶段。

(3)妊娠中、后期

妊娠中期从怀孕 16 周起。孕妇自觉下腹逐渐膨大,有怕羞或不愿到公共场所去的情况。这一时期孕妇的心理特点是对异性的兴趣减少,性欲降低。怀孕 28 周后腹部增长较快,子宫向上压迫膈肌,呼吸增快,弯腰困难。由于激素影响,骨盆韧带松软,孕妇会感到腰酸、腰痛、间歇性子宫收缩,常会担心早产。妊娠后期,孕妇的心理比较复杂。她们既满怀激情,期待新生儿的出生,又会有许多忧虑和恐惧,考虑分娩是否疼痛、过程是否顺利、胎儿是否安全等。此外,一旦到预产期而无临产的征兆,孕妇也会出现急躁、不耐烦等心理情况。

2. 产褥期心理特点

(1)不稳定情绪

因为产妇产后身体内的雌激素和孕激素水平下降,与情绪活动有关的儿茶酚胺分泌减少,体内的内分泌调节处在不平衡状态,所以其情绪很不稳定。曾有人统计,有 50%～70% 的妇女在产后 3 天发生抑郁症,其表现为精神沮丧、焦虑不安、失眠、食欲不振、易激动、注意力和记忆力减退等。

(2)焦虑情绪

产妇在经历妊娠、分娩之后,不但身体疲惫虚弱,而且精神也会受到影响。若在妊娠期间并发其他疾病,产时发生难产,产褥期感染患病,产时产后失血过多,产后垂体、甲状腺功能低下等,很可能诱发产妇精神障碍。

（3）紧张情绪

造成紧张情绪的原因是多方面的,与分娩后体内激素比重重新分配,产妇分娩后角色转变,不知如何哺育期待已久的小儿有关。家庭关系、环境等因素,使产妇不能及时诉说,也会导致产后各种并发症的发生。

（4）依赖性情绪

产妇由于产后生理的特殊性,受传统"月子"习惯影响而产生依赖性心理。产妇由于分娩时巨大的体力消耗,产后会感到非常疲劳,同时产妇体内的激素发生很大变化,产后两周内特别敏感,易受暗示,依赖性较强。

（5）产妇情绪与婴儿

产妇情绪的好坏与婴儿生长发育密切相关。产妇心情舒畅,婴儿则安宁;产妇情绪烦躁不安,婴儿也随之躁动不安;产妇长期处于忧虑的精神状态,会影响婴儿智力发育。刚出生的婴儿容易烦躁,爱哭闹,不好好吃东西,睡眠也不好;长大后还可能学习困难以及出现各种心理问题。

（6）产褥期抑郁症

近年来,产褥期抑郁症已被广泛关注,这种心灵的闭塞症是产妇在特殊时期出现的一种心智性疾病,其表现为精神呆滞、孤独无援、疑虑烦躁、生活懒散……对此,产妇在产前应学习一些产褥期知识,产后尽早下地活动,恢复原有的兴趣。家人、亲人也应多给予产妇一些心理按摩,这是减少产褥期抑郁症的有效方法。

因此,注意产后心理调节,营造一个安静、舒适的家庭环境。家人的悉心关照,创造良好的家庭氛围,将在感情上给产妇以最大的安慰,使产妇能在和谐愉快的家庭环境中顺利度过产褥期。

第 2 节　孕产妇照护基础知识

一、孕产妇生活照护知识

1. 妊娠期常见症状

（1）恶心、呕吐

孕妇于妊娠早期出现恶心、呕吐的情况,以晨起为甚,一般不太严重,可口服 10～

20mg 维生素 B₆,每日三次。如呕吐严重不能进食,则为妊娠剧吐,应去医院就诊,不要当作一般的胃病、胃痛治疗。到妊娠后期,增大的子宫会压迫胃部,孕妇会感到胃部不适,有时会呕吐,除予以维生素 B₆ 口服外,还应避免吃大量谷类、豆类及油煎食物。每餐不宜吃得过饱,要少食多餐,必要时在医生的指导下服用制酸药。一般而言,怀孕后期的胃部不适要到怀孕 9 个月,胎头进入骨盆时才会消失。

(2)贫血

贫血是妊娠期常见的并发症。与平时引起贫血的原因不同,比如慢性出血或是营养不良等。妊娠期的贫血是生理性贫血,妊娠期血容量增加,由于血红蛋白及红细胞的增加量相对少于血浆的增加量,血液被稀释,形成妊娠期的生理性贫血。这种贫血属于缺铁性贫血,血红蛋白低于 110g/L。妊娠后半期这种情况更为明显,孕妇对铁的需求量增多,仅靠饮食补充铁并不能满足她们的需要,所以应从妊娠 4~5 个月开始补充铁剂,如硫酸亚铁、富马酸亚铁、速力菲等。预防用药,每日 1 次,每次 1 片;治疗时加大剂量,每日 3 次,每次 1~2 片。为便于吸收,可同时服用维生素 C,每日 3 次,每次 1~2 片,并注意在饮食中补充蛋白质。

(3)腹痛

孕期一般无腹痛。怀孕早期腹痛要引起警惕,可能是流产的先兆。怀孕中期起,患有妊娠高血压疾病或摔跤、腹部受到外力撞击后突然发生腹痛,应考虑有胎盘早剥的可能。如果出血,以内出血为主时,孕妇没有阴道流血或阴道流血极少,但腹部有撕裂样疼痛与剧烈胀痛,如不及时抢救,会危及母子生命,应到医院急诊。正常情况下,孕晚期有轻度腹痛,这是宫缩痛,无规律,偶尔发生。如果是规律的阵发性腹痛,可能是临产的征兆,应到医院急诊。

(4)阴道流血

阴道流血在怀孕早期可能为流产先兆。怀孕中、后期如有无痛性流血,可能是前置胎盘所致,如伴有腹痛,可能是胎盘早剥。无论何种情况,都应及时就医。

(5)腰背酸痛

妊娠期间由于关节韧带松弛,增大的子宫向前凸而躯体重心后移,腰部向前凸,背部肌肉处于持续的紧张状态,孕妇常出现腰背酸痛。一般而言,这种疼痛是轻微的,无须治疗,必要时卧床休息或局部热敷即可缓解。若腰背酸痛明显,应及时去医院查找原因,按病因治疗。

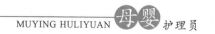

（6）便秘与痔疮

孕妇的活动较少,加上体内激素的变化,使肠蠕动减弱,容易发生便秘。增大的子宫压迫肠道,也是便秘发生的原因。为防止便秘,最好的方法是适当的运动,生活有规律,养成定时排便的习惯。多饮水,多吃含纤维素的蔬菜、新鲜水果、蜂蜜等食品。便秘严重时,可用开塞露、甘油栓等帮助排便。不要乱服泻药,以免引起流产和早产。

痔疮是由于增大的子宫压迫阻碍盆腔静脉的回流,静脉压力增大,造成肛门周围的静脉曲张,形成痔疮。孕妇如果有便秘,会促使痔疮的发生和加重。因此,孕妇可多吃粗纤维的食品以保持大便通畅,防止便秘,避免痔疮的发生。一旦发生痔疮,可在纠正便秘的同时,用温开水坐盆或涂以鞣酸软膏,使之缩小后推入肛门。

（7）下肢浮肿与小腿抽筋

孕妇于妊娠后期常有脚踝及小腿下半部轻度浮肿,经休息后消退,属正常现象。若下肢浮肿明显,休息后不消退,则属于异常现象,可能有妊娠高血压疾病、妊娠合并肾脏疾病等,应查明原因后予以及时治疗。此外,除睡眠取左侧卧位外,下肢垫高 15°,可以改善下肢血液回流,减轻负重。

小腿抽筋是孕妇缺钙的表现,多见于妊娠后期,常在夜间发作。发作时,伸直下肢,并进行小腿肌肉按摩,常能迅速缓解。有过小腿抽筋的孕妇,应口服乳酸钙 1g、鱼肝油丸 1 粒、维生素 B_1 20mg,每日 3 次。

（8）牙龈出血

妊娠后体内的孕激素增多,使牙龈毛细血管扩张、弯曲,血管弹性减弱,血管壁脆性增加,造成牙龈出血。孕妇应用软毛牙刷,顺牙缝刷牙,尽量不要碰伤牙龈。同时,多吃富含维生素 C 的食品,如新鲜的水果、蔬菜等,或口服维生素 C 片。

2. 妊娠期注意事项

在胚胎发育过程中,特别是在受精后 3～8 周时,环境中的一些有害因素可诱发胎儿畸形,引起流产或早产。主要有以下几个因素:

（1）感染

主要由病毒、细菌等引起。孕妇受感染后,可能通过胎盘传给胎儿。

①风疹病毒:这是一种对胎儿影响最严重的病毒,致畸表现主要为先天性白内障、先天性心脏病及神经性耳聋。

②弓形体:由猫、狗等传播。如妊娠前已被感染,因病灶被纤维化,对胎儿可能无影响。若妊娠时感染,则对胎儿有影响。怀孕早期感染可能导致流产或畸胎;怀孕中、后

期感染,会发生宫内胎儿生长发育迟缓、脑瘫、心肌炎等。

③巨细胞病毒:这种病毒可能引起胎儿宫内生长发育迟缓、小头畸形、视网膜脉络膜炎、黄疸、肝脾肿大、贫血等症状。

④单纯疱疹病毒:怀孕早期感染可导致流产;怀孕中、后期感染虽极少引发胎儿畸形,但可感染新生儿。

⑤细菌感染:如梅毒、结核等细菌,前者可导致胎儿先天性梅毒,后者可导致胎儿宫内生长发育迟缓。妊娠前后均应积极防治。

因此,孕妇在妊娠期应积极预防感染。孕妇应尽量少到人多的公共场所,不要与传染病人接触,居室通风要良好,阳光要充足。孕妇从孕前起就不要接触猫、狗等宠物。

(2)用药

孕妇服用的许多药物都会经过母血透过胎盘到达胎儿体内,直接影响胎儿的生长发育。有的药物可能使母体及胎盘的代谢发生障碍,从而间接影响胎儿的发育。怀孕早期用药不当,可导致胎儿畸形或流产;怀孕中、后期用药不当,则会导致早产及胎儿生长发育迟缓。因此孕妇用药时必须注意,让医生选择用药。

①不服用肯定有毒害作用的药:如各种抗癌药物,激素类药物,降血糖类药物,镇静安静类药物,抗生素如链霉素、庆大霉素、四环素、氯霉素等。

②不随便服用可能有毒害作用的药:如抗癫痫的药、抗甲状腺的药物等,现在认为盲目大量服用维生素 A 及维生素 D 可能引起胎儿畸形,因此不宜随便服用含有这些维生素的药物。

③可服用对胎儿比较安全的药物:抗生素,如青霉素、红霉素、阿奇霉素、凯尼丁等,中药如感冒剂、板蓝根等。

④不乱用补药:有些补药在妊娠期间要禁止使用,如人参、人参蜂王浆、西洋参等,其不仅不能给孕妇和胎儿必要的营养物质,使用不当还有不利的影响。如人参虽有大补元气及安胎的作用,但是也会加重妊娠呕吐、妊娠水肿、阴道流血等症状。

因此,不管西药、中药还是补药,应在医生的指导下服用。尤其是在怀孕早期,如有身体不适,应去医院就诊,不可盲目使用药物。

(3)职业

在各行各业的生产劳动和工作中,有许多职业有害因素。妇女在妊娠期间,由于胚胎及胎儿对这些有害因素较成人更为敏感,故一些职业有害因素,在尚未给母体造成明显伤害时,可能已经对胎儿产生不利影响,若长期接触可引起慢性职业中毒。有害因素有：

①农业：农药杀虫剂、除草剂等。

②工业：重金属，如铅、汞、锰、镉等。化学品，如苯、酚、有机氯、甲醛、一氧化碳、二硫化碳等。工业性粉尘，如水泥、煤、石棉等可引起硅沉着病肺。高温、噪声、震动、电离辐射(如 X 射线、γ 射线、中子)等。

③其他：劳动强度过大、劳动姿势不良，长时间处于一种作业体位，也会造成流产、早产，这也是职业环境中的有害因素。

职业有害因素的影响程度，取决于其强度或浓度、接触的机会和程度，及接触时间的长短。有害表现是流产、早产、畸形(如唇腭裂、腹裂、中枢神经及骨骼肌肉的畸形)以及生出足月低体重儿等。为保护劳动者的健康，国家对各种职业有害因素制定了相应的卫生标准及法规，应遵照执行，必要时妇女妊娠前要调离这些岗位。

(4)居家生活

妊娠期环境因素中居家生活的有害因素也不容忽视。有害因素有：

①居室的空气污染：居住者呼吸、讲话咳嗽会使室内的二氧化碳及细菌的含量增多。值得引起注意的是室内甲醛的污染，有些装饰材料如胶合板家具、地板、地砖、化纤地毯、壁纸、涂料、黏合剂等，不符合标准，会造成居室中的甲醛浓度超标。甲醛可引起眼和呼吸道的刺激症状，孕妇接触甲醛会使子痫前期、贫血和先兆流产的发生率增加，新生儿的出生体重偏低。家人应为孕妇创造一个清洁、卫生的居住环境，居室应每天开窗通风，保持空气清洁，家具、地板要湿性清洁，常晒被褥。新装修的居室不能马上居住。

②吸烟和酗酒：烟草中有 20 多种有毒物质，孕妇不管是主动吸烟还是被动吸烟，都会影响胎儿发育，甚至导致畸形。孕妇应禁烟，家庭成员应禁止在孕妇的居室中吸烟。

已证明酒精是一种胎儿致畸因子。孕妇如果酗酒，酒精可经胎盘进入胎儿体内，引起染色体畸变，引发胎儿畸形或阻碍胎儿脑细胞的发育，造成智力低下。酒精还可使胎盘血管痉挛，致使胎儿缺氧，造成胎儿宫内生长发育不良、出生体重低等。因此，孕妇在准备怀孕前 1 个月和怀孕后应禁止酗酒，最好不要饮酒。

③厨房的污染：厨房的油烟是在烹调的高温过程中产生的，成分比较复杂，所含物质可导致基因突变或致癌。煤气灶、煤炉饼等在使用过程中会产生二氧化碳、一氧化碳、二氧化硫、硫化氢等，这些气体均对身体不利。应注意厨房的良好通风，避免因使用不当而中毒。

④饲养宠物：孕妇家中不要养狗、猫等宠物，以免引起弓形虫的感染。在妊娠前感染弓形虫对胎儿无影响；若妊娠后初次感染的，弓形虫可通过胎盘感染胚胎、胎儿，引发流产或畸胎。

⑤电器设备：计算机、电冰箱、电视机、微波炉等，在使用过程中可能产生大量的电磁波和射线，这些射线统称为"电子雾"，是一种看不见、摸不着、闻不到的东西，但确实存在。长期接触此类射线可导致流产、胎儿发育不良。建议孕妇在孕期少看或少用电视、计算机，使用时不要离得太近，时间不宜太长。孕妇在平时应多吃新鲜的水果、蔬菜可增加对"电子雾"的抵抗力。

⑥高温高热：事实证明高温高热对胎儿有致畸作用。孕期要避免高温高热的环境，如长时间泡热水澡，冬天睡电热毯，夏天在太阳下较长时间暴晒等。

3. 妊娠期孕妇的照护

(1)居住环境

居室是孕妇生活的主要场所，合理的居住环境有利于孕妇的身心健康。因此，在可能的条件下，应该为孕妇创造一个安静、舒适的居住环境。居室应保持冷暖适宜、清洁安静、阳光充足。卧室应每天开窗通风，即使在冬天也应坚持，这样可以减少空气中病原微生物的滋生，预防传染病的发生。室内地板要湿拖，家具要湿擦，以免尘土飞扬。孕妇如果经常被动吸入烟雾中的有害物质，会对胎儿造成危害，因此室内不应吸烟。被褥要经常洗晒。冬天如采用煤炉取暖，要防止煤气中毒。为避免弓形虫等微生物的感染，孕妇不要接触狗、猫等宠物。

(2)生活起居

应在孕前就改变不良生活习惯，酗酒、吸烟、熬夜、喝咖啡、偏食、挑食都有可能导致低体重儿、流产等。健康妇女在妊娠早期仍可照常工作，但要保证每天 8 小时的睡眠。尽可能多休息，有条件的孕妇应午休 1 小时，放松自己。坐、立要注意姿势，背要直，腹部收紧，提取东西时应屈膝取物。起床时，先侧身，再用手帮助用力支起身体。

(3)衣着

怀孕以后，随着子宫日益膨大，孕妇的腹部渐渐隆起，因此，孕妇的衣着和服饰也要适合其特点。孕妇的衣服要求衣料质地柔软，式样简单，方便穿脱。由于子宫日渐增大，由盆腔进入腹腔，横隔被推向上方，所以孕妇以胸式呼吸为主，因此孕妇的上衣宜宽大，如果过紧会限制胸部的呼吸运动。怀孕期间乳房受激素的影响亦逐渐增大，所用的乳罩必须起到支托乳房、促进血液循环的作用，不能压迫乳房。因此，乳罩的尺码也应适当增大,否则会妨碍乳腺发育,导致产后乳汁分泌不足。

春夏季节,孕妇可穿连衣裙,如遇秋冬季节必须穿长裤时,注意裤腰必须肥大。孕妇不能穿紧身裤,更不能束紧腰带,穿背带裤较为合理,因为它可使腹部免受束缚。内裤必须选用透气、吸水的纯棉制品,因为妊娠期妇女阴道充血,上皮细胞糖原含量增高,分泌物增多,化纤内裤吸水性能差,又不通气,影响局部散热。尤其是在夏季,天热多汗,裤内潮湿闷热,易于细菌繁殖,又刺激局部皮肤,会引起瘙痒和破溃感染。袜口鞋带不要太紧,以免影响下肢血液循环。孕妇腹部日渐隆起,身体重心前移,为保持平衡,只有将肩背部越来越向后仰。这样腰椎向前,胸椎向后,脊椎骨弯度加大,就不宜穿高跟鞋,不然会引起腰酸腿疼。孕妇最好穿后跟 2～3cm 的坡跟鞋或平跟鞋,鞋底最好有防滑纹,避免滑倒。

(4)左侧卧位

到了怀孕后期,孕妇很容易感到疲劳,因此要注意休息。孕妇要每天保证 8～9 小时睡眠,最好还能午睡 1 小时。睡觉时最好采取左侧卧位,因为孕妇如果采取仰卧位,会增大子宫压迫下腔静脉,减少血液向心脏回流,从而使心脏搏出血量减少,导致血压下降。在这种情况下,会出现心慌、乏力、冷汗,甚至虚脱等症状,称为仰卧位低血压综合征。这样不仅对孕妇有害,也会影响胎儿,使胎儿出现宫内窘迫。

另外,怀孕后子宫向右侧旋转,子宫血管也会跟着不同程度扭曲,因此,睡时要采取左侧卧位。这种姿势能保证子宫血流畅通,增加胎盘血流量,给胎儿提供更多的氧气和营养,有利于胎儿生长发育。

睡时孕妇可用被子或枕头支撑腰部,两腿稍弯曲,或上面的腿伸直向前方。如孕妇有下肢水肿或静脉曲张,应将腿适当垫高。

(5)性生活

妊娠的最初三个月内,胎盘没有完全形成,胚胎组织还没有牢固地附着在子宫壁上,如果在此期间进行性生活,可能会引起孕妇盆腔充血。达到性高潮时,会阴、阴道及骨盆底肌肉会发生不可控制、有节律的强烈收缩,加上男方性行为时持续的机械性刺激动作,可引起子宫收缩而导致流产。在妊娠的最后两个月内,尤其是孕末期 1～2 周进行性生活的话,除上述原因引起子宫收缩、胎膜早破以致早产外,还有引起产前、产时或产后感染的可能。阴道内原本寄生多种细菌,平时阴道环境呈酸性,可抑制细菌生长;宫颈管内还有黏液塞堵住,可防止细菌入侵。性生活会破坏这些自然防御机制,男方生殖器上的细菌也会通过性生活进入阴道。分娩后,产妇因疲劳、失血、手术创伤导致抵抗力下降,子宫腔内又有胎盘剥离留下的创面,故会引起产褥感染。据统计,在分娩前三天内有性生活的产妇,20%可能发生产褥感染。因此,在妊娠早期和妊娠后期应避免性生活,特别是在妊娠最后一个月内绝对禁止性生活。至于妊娠中期,虽然可有性生活,但也要有所节制,次数不宜过频,动作不宜粗暴,以防止孕妇腹部受压。对于有流产史、早产史或宫颈口松弛的孕妇,整个孕期都应避免性生活。

(6)清洁护理

①身体护理:孕期新陈代谢加快,易出汗,尤其是在夏季,洗澡不仅能使身体保持清洁、促进排泄,还能促进血液循环、消除疲劳。然而,想要洗个健康澡一定要注意科学的方法。洗澡注意事项如下:

孕期尽可能淋浴,避免盆浴,禁止洗桑拿。淋浴可以避免细菌进入子宫使胎儿受到细菌感染,如果没有淋浴条件的应该让臀部高于水面,不要浸入水中,以免引发产道感染。沐浴时,水温不宜过高,母体体温过高会刺激皮肤,引起孕妇的皮肤老化,还可造成胎儿畸形或发育不良。一般要求水温在 36~38℃,与体温大致相同,温度太低孕妇容易患感冒。

每次洗澡的时间不能过长,一般在 15min 之内为宜。夏天主要是出汗,只要冲洗一下即可,最好用清水,如果用浴液可以用婴儿的,或者使用含有天然保湿成分的沐浴用品来清洗,这类浴液含的化学成分少,对皮肤刺激小。

可以加上适度的按摩动作,能使全身肌肤保有弹性。洗完后,趁肌肤还湿润的时候,在全身涂抹薄层的保湿乳液,可让全身肌肤光滑柔嫩。注意不要搓澡,尤其不能用力搓洗腹部。

除了身体大面积的清洗外,还要特别注意小地方及皱褶处的清洁,包括耳朵、耳背、指甲、脚趾、腋窝、肚脐、外阴部及肛门口,因为这些小地方特别容易藏污纳垢,需要多加注意清洁。其中尤以肚脐最容易被人疏忽,所以平常洗澡时可先用棉花棒沾点婴儿油或乳液来清理肚脐的污垢,使污垢软化后再轻柔洗净。通常无法一次清除干净,这时不要太过勉强,以免因为用力过度而伤害肚脐周围的皮肤,造成破皮出血,反而容易引起感染,对孕妇及胎儿造成严重伤害。

内衣裤要天天更换,最好穿着较宽大、通气性强的棉织类衣物,保持身体凉爽。避免中午或天气太热、太冷时外出,以防中暑或着凉。注意室内通风换气,不要直接对着空调吹。

禁用花露水、清凉油等物。花露水中含有酒精、冰片、麝香,酒精是一种潜在的致畸物质,冰片、麝香可以导致孕妇流产,同时花露水对皮肤有刺激作用,对呼吸道黏膜也有刺激作用。清凉油中所含成分,如樟脑、薄荷、桉叶油均可经皮肤吸收,并可通过胎盘进入胎儿体内,引起胎儿畸形、死胎或流产。

孕期不宜化浓妆,化妆应以淡雅为宜,尽量少用化妆品,但怀孕时期的皮肤仍然需要保护,因此高质量的滋润保湿产品、防晒用品,预防和减轻妊娠纹的身体滋润乳剂还是必需的。孕妇用护肤品以无香料、低酒精、无刺激性霜剂或奶液为最佳,禁用口红。口红是由多种油脂、蜡质、颜料和香料等成分组成的,含羊毛脂较多。羊毛脂既能吸附空气中对人体有害的重金属元素,又能吸附各种致病微生物,还有一定渗透作用。另外,口红经常不知不觉地被"吃"进口中,因此涂口红对孕妇和胎儿都不利。

②头发护理:孕期皮脂分泌旺盛,很容易产生头皮屑,头部的油性物质清洗以后,不仅能保持头发的清洁、光亮和柔顺,还能促进头部的血液循环,所以孕妇一定要注意头发的护理。头发护理注意事项如下:

勤洗头,一般每周2~3次。注意不要用太热的水,不要用酸性或碱性过强的洗发液,有条件的话可以使用孕妇专用的洗发液。尤其有的孕妇孕期会发生脱发现象,这是孕期的正常生理现象,不必担心,只要注意护理,注意洗发水的选择,生产后自然会恢复一头秀发。

不要染发和烫发,避免对母婴造成损害。烫发与染发剂中含有许多毒性物质,如醋酸铅有一定的毒性,由于胚胎及胎儿对化学等有害因素较成人更为敏感,而在怀孕三个月内接触有毒物质对胎儿致畸率最高。如果妊娠期间,孕妇烫染头发,一些染发剂接触皮肤后,可刺激皮肤,引起脸部红胀、水疱、疹块、瘙痒和头痛等症状,眼睛也会受到伤害,难以睁开,严重时还会引起先兆流产,且怀孕中后期,孕妇的发质也会变得很脆弱,易脱落,烫染头发还会加剧这一状况。

③口腔护理:由于妊娠期内分泌激素的影响,孕妇牙龈充血、水肿、增生,晨间刷牙时易有牙龈出血。孕期口腔炎症会影响母儿的健康,口腔护理非常有必要。

坚持每日两次有效的刷牙,提倡使用漱口水,吃完东西后,要勤漱口,特别是在临睡前一定要刷牙,这对预防和控制妊娠期牙龈炎极为有效。对于易患龋齿(俗称蛀牙)的孕妇,可以适当局部使用氟化物,如氟化物涂膜等;适当运用牙线清除牙齿邻面的菌斑和软垢;使用不含蔗糖的口香糖清洁牙齿,如木糖醇口香糖,可促进唾液分泌、减轻口腔酸化、抑制细菌和清洁牙齿,有利于减少蛀牙的发生率。

养成良好的饮食习惯,合理搭配膳食营养。妊娠期的妇女要摄取足够的营养,包括蛋白质、各种维生素(尤其是维生素 A、D)和必要的微量元素以利胎儿的发育、骨骼和牙齿的形成与钙化;避免过量摄食酸性食物以造成牙本质敏感;平衡膳食结构,选择有利于身体健康和非致龋性的食物,少吃甜食,减少零食。

④会阴护理:在整个妊娠期,阴道分泌物比孕前多,有些合并糖尿病的孕妇容易感染湿疹,造成阴部瘙痒,做好会阴部清洁工作是最佳的预防之道。会阴护理注意事项如下:

孕妇要注意保持外阴清洁,经常换洗内裤,内裤洗净后要在阳光下晾晒。孕妇应该每天用温水清洗外阴(注意不要清洗阴道),清洗外阴要有自己专用的水盆和毛巾;最好不要使用外阴洗液,洗液可能会改变阴道的酸性环境,使阴道的抗病菌能力下降,因此容易受到感染。

如出现会阴部瘙痒、白带增多或有异味,应及时到医疗保健机构或计划生育服务机构检查治疗。会阴部瘙痒不能用手去抓挠,避免皮肤破损加重感染;会阴清洗后先别急着穿上内裤,可罩上宽松的长衫或裙子,待会阴部风干之后再穿上内裤,可以有效地预防阴部瘙痒。

⑤乳房护理:妊娠期由于内分泌激素的变化,乳房腺泡和乳腺导管大量增生,结缔组织充血。到了 4 个月时,乳头分泌少量黄色黏液,乳晕皮脂腺也增加了分泌。孕期加强乳房护理,积极促进乳腺发育,养护乳房皮肤,为分娩后能够顺利哺乳做好准备。护理要点如下:

经常用温和皂水擦洗乳晕和乳头皮肤,并将皮肤皱褶处擦洗干净。这样,不仅可以保持乳房卫生,还会使皮肤逐渐变得结实耐磨,日后经得起宝宝吸吮。从怀孕 4～5 个月起,常用温和皂水擦洗乳头,清除乳痂,并在乳头涂上油脂。

洗浴后正确按摩乳房。每次清洗乳晕和乳头后,用热毛巾敷盖乳房并用手轻轻地按住;将乳房擦净后涂一些食用橄榄油,用手指从乳房内侧向外顺时针轻轻按摩;用手指腹在乳房周围以画圈方式轻轻按摩;轻轻按住乳房并从四周向乳头方向轻轻按摩;拇指和食指压住乳晕边缘,再用两指轻轻挤压。

穿着舒适胸衣,促进乳房发育并防止产后变形。随着孕期增长,乳房逐渐增大,一定要穿着适宜的胸衣。因为,乳房过大或下垂,容易引起皮下纤维组织断裂,使乳房在产后不容易恢复弹性,造成下垂。而且,不合适的胸衣,如过于紧小,还会影响乳房血液循环,致使乳腺组织发育不良,甚至导致乳腺导管闭塞。孕妇不要贴身穿化纤类或羊毛类内衣,清洗内衣时也不要与其他衣服混洗,最好用手清洗,以免纤小细毛从乳头开口逐渐进入乳腺导管,久而久之造成堵塞,致使产后哺乳时不能通畅排出乳汁,引起无奶或少奶。

睡眠时,注意采取适宜睡姿,最好取侧卧位或仰卧位。俯卧位容易使乳房受到挤压,使血液循环不通畅,不能保证促使乳腺发育的激素运送,从而影响乳腺发育。

积极矫正凹陷或扁平的乳头。不可使用丰乳霜、减肥霜。这两种用品中都含有一定的性激素,随意使用会影响乳腺的正常发育。乳房出现异常时,如异样疼痛和外形改变,应该及时就医。切不可自己无把握地乱治,导致乳腺发育受到影响。

整个孕期对乳房、乳头的刺激不宜过多。特别是孕末期,刺激乳房、乳头会诱发子宫收缩,导致早产。有过流产(包括人工流产)、早产史的孕妇要特别注意。

4. 生产情况分类

妊娠满 28 周及以后的胎儿及其附属物(胎盘、胎膜、脐带及羊水),从临产发动至从母体全部娩出的过程,称分娩。妊娠 37～42 周间分娩的称足月产;妊娠 28～37 周间分娩的称早产;超过预产期 2 周或 2 周以上,仍不临产,即妊娠满 42 周及以后分娩者称为过期妊娠。

(1)早产

妊娠 28～37 周间分娩即早产。

①发生早产的原因如下:

孕妇有不良的生活习惯,如吸烟、酗酒等。

孕妇患有急慢性疾病,如严重妊娠高血压疾病、贫血、肾病等。

孕妇患合并子宫畸形、子宫肌瘤或子宫颈内口松弛。

孕妇有多胎妊娠、羊水过多、前置胎盘及胎盘早剥等症状。

②预防早产的措施:要针对以上原因进行孕期保健,如戒烟、酒,注意营养,节制性生活,保持心情愉快,避免重体力劳动和过度劳累等。一旦发生先兆早产的症状,如不规则宫缩伴腰酸、小腹坠胀或少量阴道流血等,轻者应卧床休息,适当用些镇静剂和抑制宫缩的药;较重者应到医院急诊保胎,尽可能使妊娠维持到 37 周。

(2)过期妊娠

超过预产期 2 周或 2 周以上仍不临产即为过期妊娠。

过期妊娠的胎盘功能减退,不能给胎儿提供足够的氧气和营养物,易引起胎儿宫内缺氧,严重时会导致胎死宫内。此外,过期妊娠的胎儿颅骨较硬,分娩时不易变形,容易造成难产及产伤,对母婴均不利。因此,凡超过预产期的孕妇,应认真做好胎动计数。产前检查时,让医生仔细核对预产期,一旦确定妊娠已过期一周,就应遵照医嘱及时入院,并接受适当引产措施,保证妊娠在 42 周前顺利分娩,以免造成不良后果。

5. 分娩方式

分娩的方式有阴道分娩及剖宫产方式。阴道分娩有顺产、产钳、胎头吸引、臀位助产及臀位抽出等;剖宫产有古典式、子宫下段式及腹膜外式。

(1)阴道分娩

①分娩的先兆:

胎儿下降感:初产妇在分娩前数周(约妊娠 9 个月)胎头进入骨盆时可发现子宫底下降。孕妇往往会觉得胸腹之间没有向上顶的感觉,因胃部不适感消失而有轻松感,呼吸及食欲好转。由于胎头下降,有些孕妇会有尿频的症状,阴部有压迫感或疼痛感。少数孕妇甚至在走路或翻身时感到不舒服。

子宫不规则收缩:分娩前数周,子宫比较敏感,孕妇感到腹部一阵阵鼓胀起来,摸起来是硬的。接近预产期时,这种子宫收缩往往会有痛感,在夜间尤为明显。但也有的孕妇不感觉痛,而是有下坠感。这时子宫收缩时间短,一般少于 30 秒,子宫收缩无规律,间隔长短不一,但总的间隔比正式临产时长,大于 5 分钟。宫缩强度较弱,无增强的变化。这种宫缩不能使子宫颈口开大,这就是所谓的"假宫缩"或"假临产"。这种假宫缩出现并非表示即将分娩,但随时可演变为真宫缩进入产程,对初产妇来说,假宫缩出现距分娩尚有一段时间。

见红:于正式临产前 1~3 天,阴道可排出少量血性黏液,这种情况称为见红。这是由于子宫颈口扩张,子宫颈口附近的胎膜与子宫壁分离,毛细血管破裂少量出血,与子宫颈黏液混合排出所致,是分娩开始的比较可靠的征兆。

阴道流水(破水):孕末期阴道内持续不断或突然流出液体即破水,这也是分娩的先兆症状之一,多数孕妇破膜后 1~2 日会自然临产。胎膜破裂的感觉就像小便失禁一样,想止住它,却止不住。如阴道大量流水,孕妇会感觉到异常,但如果流水量不多,却总感到持续不断,可能会误以为是白带增多。在这种情况下,应去医院请医生检查确定是否已破水。多数产妇在临产后,宫颈口即将开全时胎膜破裂,羊水流出。正常羊水色清,会混有胎脂。如羊水呈黄绿色说明胎儿宫内缺氧,如有感染,羊水会有异味。

胎膜早破:若在正式临产之前发生阴道流水超过 30 分钟则为胎膜早破,若胎儿未发育成熟势必引起早产。破膜时,胎儿孕龄越小,成活概率越低。要预防胎膜早破,必须重视孕期卫生,注意营养。妊娠后期禁止同房,避免腹部外伤。胎位不正者应及时纠正胎位,并要避免过度疲劳。

②临产:开始的标志为有规律而逐渐增强的宫缩,持续时间大于等于 30 秒,间歇 5~6 分钟,同时伴有进行性的宫颈管消失、宫颈口扩张和先露部下降,用镇静剂后不能抑制临产。

③决定分娩的四个因素:产力、产道、胎儿及精神心理因素。

产力:母体将胎儿从子宫内排出的力量,主要包括子宫的收缩力、腹肌的收缩力和提肛肌的收缩力。

产道:胎儿娩出的通道,分为骨产道及软产道两部分。骨产道即真骨盆,软产道包括子宫下段、宫颈、阴道及会阴。

胎儿:胎儿头部的颅盖骨由 7 块骨头组成,其中额骨、顶骨、颞骨各 2 块,枕骨 1 块。决定分娩的胎儿因素除了胎儿的体重大小外,主要是胎产式、胎先露、胎方位及胎头的衔接是否好。

● 胎产式:胎儿的纵轴与母体的关系,有纵产式与横产式。

● 胎先露:最先进入母体骨盆入口的胎儿部分,有头先露、臀先露及肩先露等。

● 胎方位:胎儿先露部的指示点与母体骨盆的关系,简称胎位。

● 衔接:胎头的双顶径进入骨盆入口平面,胎头的颅骨最低点达坐骨棘水平,此时腹部检查时,胎头于耻骨联合上方已不能推动,即胎头已固定。

一般而言,正常的胎产式为纵产式(胎儿的纵轴与母体一致),胎先露为枕先露(胎头的枕骨在前),胎方位为左枕前(LOA)及右枕前(ROA)。这些通过肛门或阴道检查可确定。

精神心理因素:产妇如过于紧张、恐惧会影响产程进展;产妇放松、有自信则有助于产程进展。

④分娩的三个阶段:产妇分娩的全过程分三个阶段,即三产程,应在 24h 内完成。一般认为超过 24h 为滞产,应尽可能避免。

第一产程(宫口扩张期):自临产开始到子宫颈口开全至 10cm 为止。初产妇需要 12~16h,经产妇需要 6~8h。第一产程时间比较长,尤其是宫口扩张 3cm 前。随着产程进展,宫缩越来越频繁,2~3min 收缩一次,每次持续 1min 左右。当宫口接近开全时,子宫内的压力增高,胎膜破裂,羊水流出。

第二产程(胎儿娩出期):从子宫颈口开全到胎儿娩出为止。初产妇平均需要 1~

2h,而经产妇在数分钟至 1h 内就能完成。此时宫口已开全,产道充分扩张,宫缩痛会减轻,产妇有排便感,并向下屏气使劲。胎儿在产力作用下进入产道,胎头经拔露、着冠、仰伸、外旋转后,胎头、胎肩、胎体相继娩出,新生命来到人间。

第三产程(胎盘娩出期):从胎儿娩出到胎盘娩出。需 5～15min,一般不超过 30min。胎儿娩出后,产妇有一种解脱感,看看自己的宝宝,分娩时的疼痛和疲劳也随之一扫而光。不久,伴着少量流血和轻微的疼痛,胎盘剥离娩出。胎儿娩出时,脐带被切断,助产人员要检查新生婴儿,处理好脐带。胎盘排出后要检查胎盘是否完整,随后检查产道有无裂伤,如有裂伤要及时修补。同时,还要为产妇注射催产素以增强子宫收缩,预防产后出血。

阴道分娩与剖宫产相比有以下好处:第一,子宫有节律地收缩,使胎儿胸部受到压缩与扩张,有利于胎儿出生后呼吸的建立;其次,分娩时宫缩和产道的挤压可将胎儿呼吸道内的羊水挤出来,减少新生儿湿肺及吸入性肺炎的发生;第三,产妇不用经历手术和麻醉的风险,产后腹部无伤痕,器官没有受到损伤,产后出血及感染的机会降低;最后,阴道分娩的产妇产后康复较快,既可尽早亲自照顾孩子,又可因住院时间短而节省开支。

要估计胎儿能否经阴道分娩,必须全面分析产道、产力和胎儿大小这些因素。轻度头盆不称(骨盆略小、胎儿略大)或胎头位置异常(持续性枕横位或枕后位等)所致的头盆不称一般要给予试产机会。有时,顺产和难产很难截然分开。在分娩过程中,产妇骨盆及胎儿大小是不能改变的,但产力和胎头位置是两个可变因素。良好的产力不但能使宫口扩张、胎头下降,更重要的是还可使胎头由枕横位或枕后位自然旋转成正常的枕前位而能自然分娩。试产就是指在良好的宫缩下,观察在一定时间内胎头能否入盆,产程是否有进展,试产时间在 6～8h。胎儿经过阴道分娩是一种生理现象,在没有手术指征的情况下,为了母婴健康,应大力保护、促进和支持自然分娩。

(2)剖宫产

剖宫产是通过手术,经腹部切开子宫娩出胎儿的方法,是解决难产和重症高危妊娠、高危胎儿问题的一种快捷、有效的终止妊娠方法。剖宫产的正确应用在降低母婴死亡率与病残率方面起到了很大的作用。但是剖宫产并不是绝对安全的,与自然分娩相比,剖宫产产后出血多,子宫及全身情况恢复慢。不必要的剖宫产可能会增加母婴的危险性,因此,孕妇必须有明确的适应证才采取剖宫产术。剖宫产指征如下:

①头盆不称:如骨盆显著狭小或骨盆畸形,正常大小的胎儿不能经阴道分娩;骨盆

大小虽正常但胎儿过大,经阴道娩出活婴有困难,后者又称相对性头盆不称。

②产道梗阻:软产道有疤痕或狭窄;盆腔内有肿瘤,如子宫肌瘤、卵巢肿瘤阻碍胎先露下降。

③胎位异常:如横位、颏后位、臀位初产或足先露等。

④产力异常:宫缩乏力、滞产或产妇衰竭,产程进展缓慢,经纠正无效。

⑤疤痕子宫:如做过子宫肌瘤摘除手术、畸形子宫手术。

⑥其他不宜阴道分娩者有:

母亲患有严重内外科并发症,特别是严重心脏病、心功能Ⅲ～Ⅳ级者。

妊娠高血压疾病,子痫、先兆子痫等。

产前出血,如前置胎盘、胎盘早剥。

胎儿有危急情况,如脐带脱垂和胎儿窘迫等。

6. 分娩期产妇的照护

(1)确定入院的时间

孕妇一般于临产后入院,临产时,正规宫缩每 5～6min 一次,每次持续 30s 以上。要学会区分真假宫缩。真正宫缩的特点是宫缩规律,间隔时间逐渐缩短,宫缩强度逐渐增加,宫缩痛在下腹部或腰部。假宫缩,即宫缩不规则,时间短。这时不必急于入院,以免在医院待产室吃不好、睡不好,而且会受其他孕妇影响,造成身心疲惫,影响自然分娩的信心。但是也不能过晚入院,太匆忙容易发生意外,导致在家中或路上分娩。

有阴道流水或出血多时应随时入院。阴道有流水时需立即入院。破膜后当胎头浮动或胎位不正时,易发生脐带脱垂,危及胎儿生命。此时,应让孕妇立即停止走动、平卧,必要时还应抬高臀部,使用消毒的卫生巾。

注意鉴别见红与阴道出血。阴道出血超过平时月经量,不是分娩先兆,可能是妊娠晚期出血,如前置胎盘等,这是比较危险的情况,应立即入院。但少量阴道见红不必急于入院。

其他如胎动减少或消失,提示胎儿在宫内可能有缺氧的情况;突然有剧烈头痛或视力模糊、恶心呕吐等症状,可能是先兆子痫等情况,均应立即住院。

(2)入院照护

①医护人员了解孕妇产前检查的情况,如胎产次、预产期等。

②量体重,测体温、脉搏及血压,查尿蛋白,了解宫缩发动的时间、频率及持续时间,胎膜有无破裂,阴道有无流血。确定胎位、测好胎心,做好记录。

③指定床位,介绍环境及作息时间。指导其使用呼唤医护的方法,使孕妇产生安全感。

(3)待产时照护

主要是仔细观察产妇及胎儿对临产的反应,及时发现影响产妇及胎儿健康的早期征象,了解产程的进展,发现异常情况应立即通知医生进行处理。

①注意产妇的心理状态,经常给予精神安慰与鼓励,消除其惊恐不安的情绪,使之有良好的心态及对疼痛较好的自控力。多饮水、勤排尿。宫缩的间歇,抓紧时间休息好。指导产妇第一产程宫缩时做深呼吸、用手轻揉下腹部或腰部,配合孕妇使用在孕期学习的放松技巧,减轻其压力和疼痛。

②体温、脉搏、呼吸及血压:临产后体温应正常,脉搏呼吸可能稍有增加。如体温超过37.5℃,脉搏超过100次/分,应及时处理。每4h测一次血压。

③观察有无阴道流血、流液及其他不适的症状:如有头晕、眼花、头痛、呕吐、上腹部疼痛、异常宫缩、子宫过硬,严重烦躁不安,呼吸困难等情况,发现异常后应立即报告。另外,发现破水时,要立刻听胎心,检查有无脐带脱垂并记录破水时间及胎心率。

④活动:日间宫缩不强的孕妇可以下床活动,这样做有利于宫口扩张及先露部下降。但有胎膜早破、阴道流血或用过镇静药的孕妇应卧床,以避免意外。看护人员要及时递送便盆,饭前便后应协助洗手等。

⑤饮食:临产产妇大多没有饥饿感而不愿进食。为保证产妇有足够的体力完成分娩的全过程,饮食可以少食多餐,在宫缩间歇时吃一些高热能易消化的半流质饮食。

⑥注意尿量:临产应2～3h排尿一次,以防膀胱膨胀影响胎头的下降。如有尿潴留应及时导尿。

⑦清洁卫生:临产产妇多汗,外阴由于羊水的关系使产妇感到不适,护理人员应协助其洗脸、洗手、梳理头发,及时换干净的衣服,必要时擦澡、清洗外阴。

(4)产程观察

①监测胎心:之前了解胎先露、胎位,估计胎儿的大小以掌握胎儿的情况。正常胎心率为120～160次/min。

②观察产程进展:观察宫缩情况,即宫缩的强度、频率及持续时间。观察宫缩的方法是,用手放于孕妇的腹部抚摸,宫缩时子宫体部隆起变硬,间歇时松弛变软。每次观察要看三次以上的子宫收缩,定期观察并记录。

● 宫缩持续时间——子宫开始收缩到开始放松所需的时间。

● 宫缩频率——这次宫缩开始到下次宫缩开始所需的时间。

● 宫缩强度——影响产程的主要因素,用"＋"表示并记录。

● "＋"——宫缩时,子宫变硬但张力不够大,时间为30s左右,为弱的宫缩。

● "＋＋"——宫缩时,子宫变硬且张力如板状,时间为45s左右,为有效的宫缩。

注意在腹壁上摸宫缩时,手法要柔和,用力要适当,不要在腹壁上来回移动,不可用力压腹壁,以免引起产妇不适。

③了解宫颈口扩张及胎先露下降:需做肛查或阴道检查,后者需到产房,消毒后进行。刚开的宫颈口为指尖大小,将检查结果记录在产程图上可及时识别头位难产。为加速产程,有时会用人工破膜及静脉点滴催产素等方法。开全的宫颈口直径为10cm。此时可将产妇送入产房,进入第二产程。

④发现异常情况应及时报告医生:如精神萎靡、发热、头晕、脉搏快、肠胀气、尿潴留以致有脱水、酸中毒等情况,应及时向医生报告。

⑤防感染:注意消毒隔离制度,尤其是对胎膜早破的产妇。陪伴者在待产室应穿隔离衣及鞋套,戴隔离帽,护理前后应清洁双手。

(5)产时照护

在产房进行。此时,宫缩强度及频率都达到高峰,胎头达盆底,压迫提肛肌,产妇应向下屏气用力。继续观察产妇的一般情况,测血压、听胎心。分娩体位用较高的枕卧位。指导产妇宫缩时屏气,即每次宫缩时,先深深地吸一口气,然后闭上嘴,随子宫收缩加强,像排大便一样向下屏气用力,宫缩间歇时停止用力,放松并闭眼休息。胎头娩出时,产妇应听从助产人员的指导,宫缩时不再使劲而是张嘴哈气,以防胎头娩出太快造成会阴撕裂及胎儿颅内出血。第三产程时间如超过30min未娩出,则为"胎盘滞留",应予以处理。

(6)产后照护

第三产程结束,产妇在产房要观察2h,预防产后出血。

①观察子宫收缩、宫底高度、膀胱充盈及阴道流血情况。如产妇感到肛门坠胀,应考虑阴道血肿的可能,立即予以处理。

②30min一次定时测量血压及脉搏。

③给产妇擦浴,更换衣服,垫好会阴垫,撤换湿床垫。冬季要注意保暖,使产妇安静休息。

④产妇分娩后极易感到口渴饥饿,应予以易消化、富营养的食物或饮料。

⑤观察 2h 后无异常,更换会阴垫,系好丁字带,送回休养室。

(7)剖宫产产妇的照护

①术前两天注意体温、脉搏、呼吸,每天测量 2 次,如有感染迹象不宜手术。

②术前一天做血、尿化验,配血备用。

③皮肤准备。术前一天进行皮肤准备,剃毛范围由乳头向下至腹股沟、阴阜、会阴部至肛门,双侧至腋中线,注意勿剃破皮肤。用汽油棉签擦去脐孔中的污垢,再以酒精棉签擦净,整个腹部以热水及皂水洗净。有条件时可洗头、洗澡,需注意勿感冒。

④术前一日的晚餐应清淡,勿过饱。睡前可服镇静剂,以保证睡眠。

⑤做青霉素及普鲁卡因皮试并记录结果。

⑥手术日早晨禁食,测体温、脉搏、血压,听胎心音。取下活动的义齿及饰物,贵重物品、金钱等交给家属或妥善保管。

⑦安置留置导尿管。

⑧准备病历,填写麻醉单及护理记录,将体温、脉搏、血压及胎心等记录清楚。

⑨准备手术时携带的物品,如小儿床,内放消毒中单为接新生儿用,天冷时加毛毯。抢救小儿的气管插管及吸痰器、产钳、输液用具、胎盘盒、腹带与安全别针、会阴垫及丁字带也要准备妥当。

⑩急诊剖宫产,多因母婴情况紧急,需马上结束分娩。应立即为孕妇做好皮肤准备,做好脐部护理,安置导尿管,观察血压、宫缩及胎心的变化。安慰产妇勿紧张及叫喊,以免消耗体力或引起肠胀气。

⑪术中,胎儿娩出即与母体皮肤接触,吸吮母亲的乳头。

⑫手术后护理:麻醉恢复阶段,应有专人看护。

病室环境应安静整洁,床旁备好弯盘、纱布、血压计、听诊器、氧气、输液架、消毒的接尿瓶及橡皮管。遵医嘱给予输液与营养补充,酌情使用抗生素。

产妇回病室后接心电监护仪,连续观察心电图、血压、心率、呼吸及血氧分压。无心电监护仪的情况下要先量血压,偏低时应每隔 15～30min 测量一次,直至恢复正常。

产妇应平卧,头偏向一侧,便于呕吐。接好开放的引尿管后应注意尿管的通畅和尿色、尿量及是否有尿道感染,24h 后可拔导尿管。

观察面色,每 2～4h 为产妇测体温、呼吸、脉搏一次,注意观察有无伤口渗血、子宫收缩及阴道出血情况,若发现产妇有异常,如出血多、头晕、出虚汗、口干等应立即报告。

产妇若在术后 24h 内伤口疼痛,可给哌替啶 100mg,必要时 4～6h 后可重复使用

1～2次,但不可滥用,以免成瘾。

产妇下肢恢复知觉后,应鼓励她活动下肢并协助其翻身,以促进产妇的血液循环,以防下肢血栓性静脉炎的发生,并可促进肠蠕动,使肛门早日排气,也可防止日后肠粘连。

注意产妇伤口有无红、肿、压痛或波动感,定期更换敷料,七天拆线。若产妇有腹胀的情况则要警惕子宫及腹壁切口感染、肠麻痹及尿潴留的发生。

手术当天禁食,排气后可摄入流食。第三天可摄入半流食,第四天可吃软饭,第五天恢复普通饮食。排气前禁食糖类及牛奶等产气食物。

每天用消毒液清洁产妇外阴两次,术后第二天产妇可采取半坐卧位,便于恶露引流。看护人员还可以鼓励产妇及早下床活动。

乳房护理:因产妇腹部有伤口疼痛,看护人员应协助其喂奶及疏通乳腺管,同时应注意乳汁淤积引起的发热与术后感染的区别。

剖宫产的产妇术后一年内要严格避孕,因为疤痕子宫妊娠流产有子宫穿孔的危险。

7. 分娩期镇痛

随着人们生活水平、文化程度及医疗条件的改善,越来越多的人要求无痛分娩。分娩镇痛成为产科医生和孕妇所关心的共同问题。虽然也有少数人痛阈高,分娩时不会或很少感到疼痛,但绝大多数产妇宫缩时会有疼痛的感觉,且宫缩越强疼痛越厉害。疼痛使不少产妇失去对自然分娩的信心,若采取相应镇痛措施来减轻分娩疼痛,不仅能减轻疲劳、保持体力,又有利于自然分娩,减少有些不必要的剖宫产,而且产后体力也恢复得快。

(1)药物镇痛法

药物镇痛法的原理是阻断神经纤维使疼痛信号不能传到大脑。常用的药物镇痛法有局部麻醉、安眠药麻醉、腰椎麻醉及吸入性(氧化亚氮)麻醉等。麻醉的应用可以减轻分娩的疼痛,但也可能使分娩的产力减弱而引起产程延长;有些药物还会影响胎儿,抑制胎儿呼吸,必须以不对胎儿造成不良影响和不抑制子宫收缩力为前提,由医师根据产妇体质和分娩时的状态决定是否采用麻醉。西方不少国家,在产程中常规使用各种镇痛药或麻醉。我国也已有药物镇痛法,产妇精神紧张,子宫收缩较强、较频,平时对疼痛敏感的情况下,适当应用镇痛或麻醉是会有帮助的。

(2)非药物镇痛法

目前多主张采用简便易行的非药物镇痛法。产妇良好的情绪能提高对疼痛的耐受性。要使待产妇在分娩时保持良好的情绪,一方面要使医院的环境家庭化,减少其恐惧心理;另一方面要保证产时服务全面周到,提供生理上的帮助和心理上的支持,增强其对分娩的信心。在分娩中缓解疼痛的主要手段是放松、分散注意力及采取合适的体位使胎头下降。

①有助于放松的方法如下:

深呼吸,每次宫缩开始时,集中精力呼吸,使自己平静,并尽量不去想宫缩。均匀地呼吸,宫缩时做腹式深呼吸动作,吸气时深而慢,呼气时慢慢将气吐出,宫缩停止时转为正常呼吸。

按摩法,在深呼吸的同时用两手手指轻轻按摩腹壁皮肤。深吸气时,从两侧按摩至腹中线,呼气时从腹中线移向两侧,也可按摩腹部感到最疼的地方。

压迫法,深呼吸时,用拳头压迫腰部肌肉或髂前上棘、髂嵴及耻骨联合部位。此法与按摩法交替使用,可以减轻腹部酸胀疼痛的感觉。

②有助于分散注意力的方法如下:

唱歌、呻吟、叹气等,可以减轻疼痛,但不要大喊大叫。

听音乐,交谈,看电视或看书、杂志等也可减轻疼痛。

在两次宫缩的间歇好好休息,以节省体能,到需要时使用。

③采用走、蹲、跪、坐等不同体位,有助于胎头下降。第一产程中可采用如下姿势。

直立走动,宫缩时可靠墙而立或俯撑在椅背上。

面对椅背坐下,把一个靠垫或枕头放在椅背上方,前臂交叉放在枕头上,头靠其上,保持两膝分开。

靠在丈夫身上,两腿舒服地分开,丈夫可以按摩产妇的背部或两肩。

两腿分开跪下,身体放松朝前轻靠在一堆靠垫或枕头上,尽量保持背部平直,以减轻胎儿压迫脊柱而引起的背痛。

躺下休息时切忌仰卧,要左侧卧位,并用枕头或靠垫把上面一条大腿舒服地垫好。

宫缩间歇保持活动,宫缩时采取自己认为舒服的姿势。

总之,产妇尽可能保持直立姿势,这样胎头能够紧贴子宫颈,使宫缩更有力,这样做对子宫颈扩张也更有效。产妇可注视于固定的一个地方或物体,以使脑海中忘掉宫缩,宫缩间歇抓紧休息,照常进食,多饮水,勤排尿,这样也有助于分娩。

8. 导乐分娩

(1)导乐陪伴的意义

导乐陪伴可给予产妇心理上的支持,使产妇感到舒适、安全,充满信心。导乐陪伴也可以安慰帮助产妇,消除疑虑,解除紧张、孤独感,暗示或鼓励产妇增强信心,从而提高痛阈,减轻产痛,使之顺利完成分娩过程。

(2)导乐的素质及技能要求

凡是有生育体验,富有爱心、乐于助人的妇女均可担任导乐。她们在产妇分娩时会采用各种方法使产妇感到舒适、安全和受鼓舞。一般而言,导乐应具备以下素质及技能条件:

①良好的生理、心理素质。

②有生育经历或接生经验。

③热情、勤奋,富有爱心、同情心和责任心。

④具有良好的人际交流、沟通及适应能力。

⑤有支持和帮助产妇度过难以忍受的痛苦的能力。

⑥动作轻柔、态度温和,给人以信赖感。

导乐在整个分娩过程中自始至终陪伴在产妇身边,在不同的产程阶段,提供有用的方法和建议,并与产妇形成一种比较融洽的关系。

(3)导乐陪伴的工作守则

①帮助产妇在产程中最大地发挥其自身的潜力,完成分娩过程。

②持续给产妇以支持和鼓励。当产妇阵痛剧烈时应告诉她这是正常的,不必害怕。帮助产妇想象随着阵痛,自己的宫口正在开大,而不要想疼痛还要承受多久。帮助产妇将注意力集中在放松及减轻宫缩痛。

③导乐应使用目光、语言及抚摸帮助产妇,给产妇以全部的、集中的注意力。导乐自己保持平静及放松,使产妇感到舒适、安全及受鼓舞。

④密切注意并尽量满足产妇及其家属的需要,绝对不能责备产妇或不管产妇。

⑤熟悉产房的环境、设备及人员,遵守医院的规则。

(4)导乐分娩的工作内容

①以友好的态度取得产妇及家属的信任。

②通过耐心的解释、经常性的表扬和鼓励树立产妇的信心。

③让产妇采用不同的体位,站、蹲、走或洗温水澡,避免平卧。这样做可以放松身体,缓解疼痛,使胎头下降,缩短产程。

④指导产妇深呼吸,用手抱住产妇或握住产妇的手,通过抚摸、按摩背部等方式来减缓疼痛,也可用温毛巾擦脸。

⑤鼓励产妇多喝饮料，全力排尿。

⑥不断解释说明疼痛的作用、产程变化的情况，提醒产妇睁开眼睛，观察周围环境，以分散其对疼痛的注意力。

9. 产褥期常见症状及防治

(1)子宫复旧不全

产后子宫不能按正常情况缩复称子宫复旧不全。产妇年龄较大，全身健康状况较差，则子宫复旧较慢。产程延长或难产也会影响子宫复旧。宫腔内胎盘残留或蜕膜剥离不全、子宫内膜炎或合并子宫壁间肌瘤、多胎妊娠、羊水过多等，均可影响子宫收缩，使恶露明显增多，持续时间延长。血性恶露可长达7～10天以上，子宫较同期增大且软或有轻度压痛，宫口多未关闭。防治措施如下：

①产后第1天宫底平脐，以后每日下降1～2cm。每日应在同一时间嘱咐产妇排尿并按摩子宫使其收缩。每日观察恶露量、颜色及气味。

②若子宫复旧不全，恶露增多、色红而且持续时间长，应给予产妇子宫收缩剂如益母草流浸膏、麦角流浸膏、生化汤等。

③若恶露有腐臭味而且有子宫压痛合并感染，应给予产妇抗生素以控制感染。若疑有胎盘组织残留时可刮宫做病理检查明确诊断，并应用抗生素治疗。

(2)产后宫缩痛

在产褥早期因宫缩引起下腹部阵发性剧烈疼痛，称为产后宫缩痛。产后宫缩痛一般在产后1～2日出现，持续2～3日后自然消失，多见于经产妇。哺乳时反射性催产素分泌增多会使疼痛加重。产后宫缩痛的主要原因是子宫收缩。产后子宫要通过收缩，逐渐恢复到正常大小。多胎产妇及经产妇的痛感更强烈，主要是因为子宫只有加强收缩才能恢复正常大小。

防治措施如下：

①改变产妇睡姿，让其侧睡，避免长时间站立或久坐，以减少该部位的疼痛，坐时给产妇臀部垫个坐垫也会有帮助。

②按摩产妇小腹，在产后初始几天，可用手掌稍微施力帮产妇做环形按摩，一直到感觉该部位变硬即可，以促进宫腔内残余物质排出；疼痛厉害时，按摩可使子宫肌肉暂时放松，缓解疼痛。

③热敷，用热水袋热敷小腹部，每次敷半个小时。

④使用止痛药。若宫缩痛影响到休息及睡眠，应通知医护人员，必要时可以用温和

的镇静剂止痛。

(3)产后恶露不止

产后子宫蜕膜,特别是胎盘附着处蜕膜,含有血液、坏死蜕膜组织等物经阴道排出,称为恶露。按含血液多少、颜色深浅分为血性、浆性和白色恶露。正常恶露有血腥味,但不臭,持续 4～6 周。其中血性恶露持续 3 日,之后逐渐转为浆性,约 2 周后变为白色恶露,持续 2～3 周后干净。若子宫复旧不全或宫腔内残留胎盘、多量胎膜或合并感染时,恶露量增多,持续时间长且有臭味,这种情况称恶露不止。

防治措施如下:

每日观察恶露颜色、数量及气味。若子宫复旧不全,恶露增多,红色恶露持续时间较长时,应及早给予宫缩剂和消炎药。若恶露有臭味,而且子宫压痛,应给予广谱抗生素抗感染。若反复出血,血量较多,则疑有胎膜残留,应予以刮宫。

(4)产褥感染

产褥感染是指分娩及产褥期生殖道受病原体感染,引起局部或全身的炎症变化。凡产后 24h 至产后 10 天内,有两次体温超过 38℃,称为产褥感染。严重者可发展为急性子宫旁结缔组织炎、盆腔腹膜炎、血栓性静脉炎,甚至会有败血症、中毒性休克,威胁产妇生命。

防治措施如下:

①加强孕期保健,保持良好的个人卫生习惯。临产前 2 个月内避免盆浴和性生活。

②产时要严格保证无菌操作,加强产程观察,避免产程过长及产后出血。护理人员应认真做好产后观察,并记录包括生命体征、恶露量及颜色、子宫复旧情况、腹部体征、会阴伤口在内的各项内容。

③保证产妇获得充分休息和睡眠。保持产妇会阴清洁,每日擦洗 2 次。给予产妇高热能、高蛋白、高维生素的饮食,加强营养支持。

④产妇宜采取半卧位,这样做有利于恶露引流。

⑤做好健康教育,热情解答产妇及家属的疑问,减轻其顾虑。如产妇有异常症状应当及时就诊。

(5)产褥中暑

产褥中暑是指产妇处于高温高湿、通风不良的环境中,体内余热不能及时散发,引起中枢体温调节功能紊乱的急性疾病。其表现为高热、水和电解质代谢紊乱、循环衰竭和神经系统功能损害等。产褥中暑发病急骤,发展迅速,处理不当会留下严重后遗症,甚至导致死亡。产褥中暑的分类：先兆中暑，其表现为口渴、多汗、皮肤湿冷、四肢乏力、恶心、头晕、耳鸣、胸闷等不适，体温正常或略高；轻度中暑，其表现为体温上升、面色潮红、头痛、呼吸增快、汗闭、脉搏细数等；重度中暑，其表现为体温继续上升达40℃以上，出现昏迷、谵妄、抽搐、呕吐、脉搏细数、血压下降、呼吸急促、面色苍白等严重症状。

防治措施如下：

①产褥中暑是可以预防的。改变产妇不良习惯，防止其在产褥期为"避风"而紧闭门窗、衣着严实，使身体处于高温、高湿环境中。

②治疗原则是迅速降温，防治休克，纠正水和电解质平衡失调，治疗脑水肿和心肾功能衰竭。

③物理降温，用冰水、酒精擦浴，并在头颈、腋窝、腹股沟等浅表大血管处放置冰袋，或用冰水灌肠等方法，使体温迅速下降至38℃左右。物理降温与药物降温可同时进行。

（6）产后尿潴留

产妇在产后6～8h不能自行排尿的情况称为尿潴留。腹部可扪及胀大的膀胱，产妇无尿感，也不能自解。尿潴留会影响子宫的正常收缩。引起产后尿潴留的原因有：会阴部伤口肿胀、疼痛，反射性引起尿道括约肌痉挛，增加排尿困难；分娩过程中膀胱受胎头压迫较久，膀胱三角区黏膜水肿、充血，导致膀胱平滑肌收缩功能障碍；产妇在产后腹壁松弛，加上膀胱容量增大而肌张力减低，对内部张力的增加不敏感，常常无尿感；产妇不习惯卧位排尿。

防治措施如下：

①鼓励产妇尽早自行排尿，产后4h即应让产妇自行排尿。

②下腹部热敷，刺激膀胱肌肉收缩，或用温开水慢慢冲洗外阴，诱导膀胱收缩。

③用针刺三阴交、阴陵泉、关元、气海等穴位。

④以上方法无效时，可在无菌环境下导尿。

（7）产后便秘

产褥期胃肠功能减弱，肠蠕动减慢，肠内容物在肠内停留时间长，使水分被回吸收造成大便干结。加上经过妊娠，腹部过分膨胀，使腹部肌肉和盆底组织松弛，产后卧床过久、活动减少以及会阴部伤口疼痛，产后经常发生便秘。

防治措施如下：

①鼓励产妇产后尽早下床活动，早日开始做产后体操。

②注意产妇的饮食结构,让其多吃蔬菜、水果或富含纤维类食物,促进肠蠕动,预防便秘,养成定时大便的习惯。

③如果大便已经秘结,无法排出时可用开塞露,待大便软化后就可以排出;如果连续出现便秘可以用点缓泻剂,例如果导片、麻仁滋脾丸。

(8)痔疮

直肠肛管部位的痔静脉丛发生曲张形成的静脉团。产妇发生痔疮的原因较多,妇女怀孕后增大的子宫压迫下腔静脉,影响血液回流,造成肛门周围组织水肿,痔静脉瘀血、扩张而形成痔。分娩时盆腔充血加重,胎头下降及娩出时肛门部位的血管组织充血水肿,也会加重痔疮。产妇分娩后活动量减少,基本上以卧床为主,使肠蠕动减慢,加上大量进补以蛋白质为主的食物,蔬菜水果吃得较少等,这些都会使产妇痔疮的发病率增高。

防治措施如下:

①产妇痔疮的治疗要从预防着手。产妇的饮食结构要科学合理,荤素及水果齐全,多喝水,养成每天定时排便的习惯。产后尽早下床活动。

②若出现便秘症状,不要强行排便,可使用开塞露、甘油栓等润滑药物,避免造成肛门裂伤和痔疮加重。

③痔核脱出时,可用33%硫酸镁溶液湿敷患处,这样做能收敛消肿;再在局部涂痔油膏,用手指轻轻将痔核推入肛门。如需手术治疗应在产后2~3个月施行。

10. 产褥期产妇照护

(1)产后一般护理

①产后2h观察。产妇分娩后通常需在产房观察2h,因为产后2h内极易发生严重的并发症,如产后出血、产后心力衰竭、产后子痫和羊水栓塞等。观察期间每半小时测一次心率、血压、呼吸,同时注意阴道流血量及子宫收缩情况,观察膀胱充盈情况、外阴有无血肿等。

②休息。产后24h内,产妇应卧床休息,以消除疲劳。正常分娩者可以尽早起床活动,难产或有合并症者应推迟起床活动。

③排尿。产后4~6h应嘱产妇排尿,如8h仍未排尿,应给予引尿。引尿的方法有热敷下腹部或用温开水洗外阴或让产妇听流水声引导排尿。

④观察生命体征,每天测体温、脉搏、呼吸2次。如体温超过38℃,则每4h测1次。正常产褥期体温不应升高,在产后3~4天,乳房充盈胀痛可使体温略有升高,但一

一般不超过 38℃,也不超过 24h。若有体温升高,必须寻找原因,排除生殖道、泌尿道感染或乳腺炎等。

⑤会阴护理,每日用温的 1∶5000 高锰酸钾溶液、1∶1000 新洁尔灭液冲洗外阴 2次。产妇应及时更换会阴垫,保持会阴清洁及干燥。会阴部有缝线者,应每日检查伤口周围有无红肿、硬结及分泌物。一般在产后 3～5 天可以拆线,若伤口感染,应提前拆线引流或扩创处理。产后 2 周即可用 1∶5000 高锰酸钾液温水坐盆,每次 30min,每日 2次,有利于伤口愈合。

⑥注意子宫收缩,每天检查子宫底高度,了解子宫复旧情况,如有收缩不佳可给予宫缩剂。要注意孕妇恶露的量、色、有无气味,如有感染应给予抗生素。

⑦产妇早期活动有助于体力恢复,增进食欲,促进排尿及排便、排出恶露。阴道自然分娩者,在产后 6～12h 可起床稍事活动,产后第二日即可随意活动;阴道难产或剖宫产者可从产后第三日开始在家属协助下下床活动,也可以在医务人员指导下做产后体操,及早恢复体力和体形。

⑧正常分娩的产妇产后 3 天左右可出院;有伤口的产妇拆线后愈合好可以出院;难产或有产后出血等并发症的产妇应视具体情况决定;小儿异常者应适当延长出院日。

(2)出院后注意事项

①产妇的居室必须清洁安静,室内空气流通,阳光充足,温度适宜(25℃左右)。炎热季节要预防中暑,冬季要注意保暖。

②哺乳期妇女膳食应做到花样多,搭配合理,摄入量充足,以满足母亲本身和哺乳过程中对营养素的需要。

③保持会阴清洁,外阴部可用温开水擦洗,每日 2～3 次。月经垫要经常更换,以保持外阴部清洁和干燥。血性恶露半月之内应该转白色恶露,若血性恶露 1 个月内不干净,或有臭味、腹痛等,要到医院就诊。

④注意卫生,勤换内衣内裤。产妇可每日用温水擦浴,但要防止受凉;饭前、哺乳前或大小便后要坚持用温水洗手;产后 4 周内禁止盆浴。

⑤鼓励产妇多活动,因为长期卧床不利于恢复。但是,产妇要避免重体力劳动。鼓励产妇母乳喂养,尽量做到 6 个月内纯母乳喂养。

⑥产褥期禁止性生活。这个时期生殖器官子宫有创面出血,容易感染,产后恶露完全干净需要 6～8 周,所以 2 个月内禁止性生活。

⑦产后第 7、14、28 天,产妇和新生儿应接受医生的产后访视。产后 42 天产妇和小

儿应一同到区妇幼保健站做健康检查,接受医务人员的保健指导。

二、孕产妇主要保健知识

1. 产前检查

(1)产前检查的时间

产前检查的时间应从确诊早孕时开始。在妊娠12周以内,到社区卫生服务中心做早孕保健。保健的内容为体格检查、听宣教,建立并领取《孕产妇健康手册》,也叫早孕建册。

从16～18周起,应在分娩的医院开始进行系统的产前检查。第一次检查叫产科初诊,以后的检查为产科复诊。怀孕28周前,每4周检查一次;怀孕28～36周,每2周检查一次;36周以后每周检查一次,直至分娩。整个孕期约检查9～10次,必要时,可按医嘱增加检查次数。

(2)产前检查的内容

产前检查的内容包括早孕建册、产科初诊及产科复诊以及一些辅助检查。

①早孕建册,即早孕保健,包括:询问病史,询问本次妊娠有无异常,确定预产期;体格检查,营养、发育、神态检查;测身高、体重;测量血压以作为基础血压;检查心肺、肝脾;化验血、尿、白带常规及梅毒血清学(RPR)筛查等。妇科检查,了解软产道、内生殖器官及乳房等发育有无异常;看子宫增大与停经时间是否相符。

早孕保健指导:孕妇要保持心情舒畅,禁房事,每天保证8h睡眠。孕妇若有病要按医嘱用药,避免感染病毒。避免接触有可能使胎儿致畸的因素。如果发现有高危因素,如心脏病、高血压、肝病,或有不良产史等情况,立即向上级医疗机构转诊。

②产科初诊,应到准备分娩的医院进行。询问孕妇的一般情况,包括月经史、现在史、婚育史、过去史、家族史及药物过敏史等。

体格检查:检查内容与早孕保健基本相同。

产科检查:检查子宫大小、胎位,测量宫高、腹围,听胎心,进行骨盆外测量,检查外阴、阴道、宫颈有无异常。

辅助检查:化验血型,血、尿、白带常规,查肝、肾功能,乙型肝炎两对半,宫颈分泌物淋球菌培养等。必要时复查RPR。怀孕18～24周,进行心电图、B超筛查大畸形。

保健指导:予以心理、营养咨询指导,常规补充铁剂。

③产科复诊,应与产科初诊在同一家医院进行,每次复诊检查的内容基本相似。

体格检查:测量体重、血压、尿蛋白。从第13周起平均体重每周增加350g,如一周体重增加超过500g,应予重视。血压不应超过18.7/12.0kPa(140/90mmHg),超过者视为异常。每次复诊要化验尿常规,有时要做24h尿蛋白定量化验。

产科检查:医生应询问上次检查后有无异常,怀孕30周起询问每天的胎动数。检查胎位、胎心、胎头是否入盆;测量宫高、腹围与孕周是否相符,并绘制妊娠图;检查有无水肿。臀位的孕妇28周以前不必处理,大多能自动转为头位。妊娠28~32周期间可做膝胸卧位纠正胎位。膝胸卧位——先排尿,解松裤带,跪于木板床上,上肢及胸部紧贴床面,臀部抬高,大腿与小腿成直角。每日2次,每次15min。但有高血压的孕妇不能做。

④辅助检查:产前辅助检查包括B超、糖尿病筛查、胎儿监护等。

B超:产科初诊孕周较早的孕妇,若未做B超,18~20周常规筛查可发现胎儿畸形。必要时可做妊娠晚期B超,估计胎儿体重,评估胎儿在宫内生长发育的情况,检查羊水、胎盘的情况及胎儿位置等。

糖尿病筛查:怀孕24~28周时进行。早晨到医院,口服50g葡萄糖粉(冲成糖水),1h后抽静脉血。若血糖值高于7.84mmol/L(140mg/dL)为阳性,一周之内需要再做葡萄糖耐量试验,以确诊有无糖尿病。

胎儿监护(NST):一般从妊娠第36周起,在产科门诊由医生选择性进行。胎儿监护主要是监测胎心、胎动的规律是否正常。妊娠第28~30周起,应在家自数胎动,每日3次,每次1h。

每次检查完毕,医生都会告知孕妇检查情况及注意事项。在妊娠第28~36周、第37周及入院时,医生应根据检查情况综合分析,各小结一次,并做高危评分。

2. 妊娠期孕妇自我监护

妊娠期自我监护是指孕妇在家中自己监护胎儿的情况。孕妇尽管定期按时到医院进行产前检查,但是所观察到的胎儿情况只能反映检查当时的情况,不能做到动态连续地观察。有时可能在家中发生胎儿急性缺氧或其他变化较大的异常情况,无法及时被医生发现,丧失了抢救胎儿的时机。孕妇家中自我监护是一种简单易行又有效的方法,曾经挽救过许多胎儿的生命,现已普及推广。

监护方法主要是数胎动。胎动是胎儿在母亲子宫内冲击子宫壁的活动。一般来说,妊娠12周末,胎儿的四肢已经可活动,但母亲要到16~18周才可以感觉到胎动。以后,随着怀孕月份的增加,胎动逐渐增多、增强。怀孕28~32周时达到高峰,至38周后又逐渐减少。胎动有一定的规律,上午8时到12时胎动均匀,午后2时到3时胎动较少,晚上 6 时到 8 时胎动最为频繁。孕妇测胎动应从 30~32 周开始。正常情况下自妊娠 7 个月开始(孕 28 周),每日早晨、中午、晚上在左侧卧位的情况下,各测一小时胎动,然后把测得的 3 次胎动数相加,再乘以 4,就是 12h 的胎动数。一般正常时每小时胎动在 3 次以上。12h 胎动在 30 次以上表明胎儿情况良好,少于 20 次意味着胎儿有宫内缺氧,10 次以下说明胎儿有危险,预后不良。孕妇在自我监护时,一旦发现胎动次数低于正常值,应立即到医院检查以明确原因,及时挽救胎儿。

有胎动表明胎儿情况良好。当胎盘功能减退,胎儿慢性缺氧时,胎动减少到停止。胎动减少可持续几天至一周,如不及时处理可造成胎儿死亡。因此胎动减少是胎儿宫内缺氧的表现。但在急性缺氧时的初期,也要重视胎动过频。使用镇静剂、安眠药可使胎动减少,故数胎动时避免服用这些药物。

3. 妊娠期运动

对大多数孕妇来说,运动与休息同样重要。妊娠期规律、适当地运动既安全又有许多好处。但在妊娠早期,运动有造成流产的危险。妊娠期的运动从妊娠中期(怀孕 4 个月)开始,到妊娠晚期。

(1)妊娠期运动的好处

①妊娠期运动益于促进机体的新陈代谢,改善全身的血液循环,增强呼吸功能,改善孕妇和胎儿氧气的供应,防止孕妇形成血栓和产生静脉曲张。

②妊娠期运动可增强肌肉力量,帮助孕妇缓解腰痛。分娩时,孕妇可以有较好体力及较强的盆底肌肉,有利于顺产。

③妊娠期运动有助于消化,防止便秘和痔疮的发生。

④户外活动能呼吸新鲜空气,多晒太阳可使体内产生维生素 D,提高身体对钙、磷等矿物质的吸收,有利于胎儿的骨骼发育。

⑤妊娠期运动可调节孕妇的情绪,使孕妇精力充沛,心情良好。

(2)妊娠期适宜的运动项目及运动量

适宜的运动项目:散步,慢跑,舞剑,骑自行车,跳华尔兹慢三、慢四步,游泳等。特别是孕妇健身操是目前开展较为广泛的运动,做的孕妇较多。妊娠期运动应避免危险、剧烈和动作幅度大的运动。有些运动项目对孕妇有危险,如溜冰、滑雪、骑马、冲浪和与别人身体接触的项目及竞技项目等,孕妇不应参加。

运动量:妊娠期的运动量应适当减少,以孕前的 70%~80% 较为合适。运动时的心率增加,以不超过 120 次/分为准,确保运动量。

（3）妊娠期运动注意事项

①运动前应向医生咨询，有以下情况之一的不宜运动：流产、早产史；妊娠、并发症，如妊娠高血压疾病、多胎妊娠、羊水过多、阴道流血、腹痛等。因此，孕妇参加运动前应向医生咨询，并得到医生的许可。妊娠期间无妊娠、并发症的孕妇，可选择参加一些合适的、自己喜欢的体育运动。

②运动前排空小便，做孕妇体操时宜赤脚，衣服要宽大，伴以轻松的音乐。

③运动时呼吸要均匀，不能屏气；动作不要过猛，应避免摔跤、过度疲劳。

④运动中及运动结束时，应注意喝水，以补充水分。

⑤运动前或运动过程中如有不适，应放弃运动，不要勉强。

（4）孕中期运动

从怀孕4个月左右开始，每周运动4～5天，每天运动1h左右，以上提及的各项运动均可进行。现以孕妇健身操为例，叙述如下。

①脚部运动。坐在椅子上，两脚平放于地板，脚尖使劲上翘，深呼吸一次后恢复原状，两脚交替进行，如图2-6（a）所示。一条腿放在另一条腿上，上侧腿的脚尖上下活动，再换另一腿重复进行，如图2-6（b）所示。不必特意安排时间，任何时候坐在椅子上都可做此运动，每次3min。通过脚尖上翘、下放和踝关节的柔软运动，可以增加血液循环。

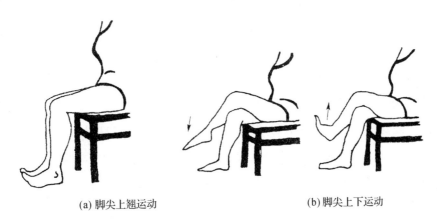

(a) 脚尖上翘运动　　　　　　　　(b) 脚尖上下运动

图2-6　脚部运动

②盘腿坐运动。盘腿坐好，背部挺直，抵住下颌，两手轻轻放在膝盖上。每呼吸一次，用手腕向下按膝盖一次，反复进行，让膝盖接近床面，如图2-7所示。早、晚各做3min。这个运动可以松弛腰部关节，伸展骨盆肌肉，使胎儿在娩出时容易通过产道，顺

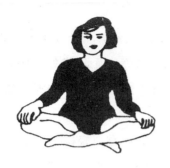 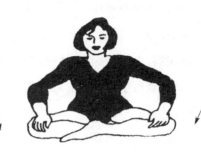

图 2-7　盘腿坐运动

利生产。

③抬臀运动。仰卧,双肩紧靠在床上,两腿屈膝。腰背缓缓向上呈反弓状,尽量抬高臀部,复原后静卧 10s 再重复。早晚各做 5~10 次。这个运动能够加强骨盆关节和腰部肌肉的柔软性。

④弓背运动。首先,孕妇用双手、双膝着地,头向下垂,使背拱起呈弓状。其次,抬头伸背,使头肩在同一水平,接着仰头,使腰背呈反弓状。早晚反复各做 5~10 次。这个运动可以不费力地运动骨盆,除了松弛骨盆和腰部关节,还可以使产出口肌肉柔软,并强健下腹部肌肉。

⑤摆腿运动。首先仰卧,左腿伸直、右腿屈曲,足底平放于床面,足后跟靠近臀部,然后右腿缓缓倒向左腿,使腰扭转。接着右膝再向外侧缓缓倒下,使右侧大腿贴近床面。如此左右腿交换练习各 3~5min。

(5)孕晚期运动

怀孕晚期的运动有孕妇健身操、散步及分娩减痛练习。

①孕妇健身操。项目如孕中期,但难度、强度均应下降。以锻炼盆底肌肉、韧带及大腿肌肉为主,这样能促进自然分娩。从怀孕 7~8 个月开始,每周运动 2~3 天。

②散步。怀孕 34 周后应停止以上运动,以散步为主,每天 1~2 次,每次半小时左右。步履应和缓、从容,每分钟 60~80 步,可配合擦双手、浴眼、浴鼻、浴面等活动。地点不拘,但不宜在下雨、下雪后散步,或到马路人车拥挤处散步,以免不安全。

③分娩减痛练习。为顺利度过分娩期,从 36 周起可做此练习。每周 4~5 次,每次一个半小时左右,熟练掌握每一步骤,以便在分娩时能发挥其减痛的最大效果。

● 呼吸法练习。

第一产程:第一产程早期由于宫缩轻微,做深的均匀呼吸;第一产程后期宫缩加强时做轻轻的短促呼吸。当宫缩过后,深吸一口气松弛一下。

第二产程:做深吸气后憋气,使气往下压,用力可长而平稳,然后呼气。

第二产程末:为防止胎头娩出太快要做哈气运动。

● 按摩法练习。

按摩法为呼吸运动的辅助动作,第一产程后期做。该练习具有稳定产妇情绪,松弛产道周围肌肉,促进子宫口扩张的作用。

以腹式呼吸运动按摩为例。仰卧、两腿张开,屈膝,慢慢用鼻深吸气,使腹部鼓起,双手从两侧向腹部中央移动按摩,用口呼气,同时收缩腹部,双手向两侧移动按摩,放回原处,应缓慢有节奏,此运动也可以在立位、侧卧位或坐位做。另外有按摩腰部、脊柱及尾骶骨的方法,但自己无法做,必须有他人帮忙。

4. 口腔保健

妊娠期是妇女一生中的重要阶段,也是维护口腔健康的重要时期。妊娠后体内的内分泌激素改变,使牙龈毛细血管扩张、弯曲,血管弹性减弱,血管脆性增加,造成牙龈出血。另外妊娠期孕妇唾液黏性增加,食物残渣易附着在牙齿上滋生细菌,引起炎症,造成牙龈肿胀;妊娠期的妇女生活规律改变,进食的次数增多,爱吃零食又偏爱酸甜食物且常忽略口腔卫生保健。研究表明孕妇的口腔健康直接影响婴幼儿的口腔健康,所以孕妇的口腔保健显得尤为重要。孕妇的口腔保健主要分为两个时期:孕前和孕中。

(1)孕前口腔保健

怀孕期间各种潜伏的口腔疾病容易发生。因此应该在怀孕之前进行全面的口腔检查,及时处理口腔问题,消除所有口腔隐患。

①龋齿的充填(补牙):及早对龋齿进行治疗以免在妊娠期过程中龋坏加深。对于已经患有牙髓、根尖周炎症的牙齿立即做完善的牙髓、根管治疗,以免妊娠期发作。

②妊娠期牙龈炎与牙周病的预防:已有的牙龈炎需进行超声洁治(俗称洗牙),已有的牙周炎需进行系统的牙周治疗。同时还要注意掌握刷牙等机械控制菌斑的方法。

③拔除口腔内无法采取充填治疗的残根、残冠以及阻生智齿,消除可能发作的炎性病灶。

④如有牙齿缺失,要及时镶复,以便恢复咀嚼功能,这样有助于食物消化、营养吸收,有利于孕妇健康和胎儿的生长发育。

(2)孕中口腔保健

怀孕期间注意口腔清洁卫生,掌握正确的口腔清洁的方法。

①坚持每日两次有效的刷牙,提倡使用漱口水,吃完东西后,要勤漱口,特别是在临睡前一定要刷牙,这对预防和控制妊娠期牙龈炎极为有效;对于易患龋齿(俗称蛀牙)的孕妇,可以适当局部使用氟化物,如氟化物涂膜等;适当运用牙线清除牙齿邻面的菌斑和软垢;使用不含蔗糖的口香糖清洁牙齿,如木糖醇口香糖,可促进唾液分泌、减轻口腔酸化、抑制细菌和清洁牙齿,有利于减少蛀牙的发生率。

②养成良好的饮食习惯,合理分配膳食营养。妊娠期的妇女要摄取足够的营养,包括蛋白质、各种维生素(尤其是维生素 A、D)和必要的微量元素以利胎儿的发育、骨骼和牙齿的形成和钙化;避免过量摄食酸性食物以造成牙本质敏感;平衡膳食结构,选择有利于身体健康和非致龋性的食物,少吃甜食,减少零食量。

③定期口腔健康检查,适时进行口腔治疗。孕期口腔疾病会发展较快,定期检查能保证早发现、早治疗,使病灶限于小范围。对于较严重的口腔疾病,应选择合适的时间治疗。孕前期(前 3 个月):胚胎发育的关键时期,易流产。此阶段不建议进行口腔治疗,遇口腔急症仅做简单处理缓解症状。注意避免 X 线照射。孕中期(4～6 个月):治疗口腔疾病的适宜时期。可接受洁治;只要确切执行消毒及相关措施,在此期可行补牙和根管治疗;怀孕期间一般不建议拔牙,若因严重的急性炎症或迫切要求拔除智齿的,可在此期权衡利弊后,施行局部麻醉拔除。孕晚期(7～9 个月):此阶段子宫较敏感,外界刺激容易引起子宫收缩,治疗时的卧姿还易使孕妇出现躺卧性低血压,应尽可能避免口腔治疗。如无法避免,建议治疗时朝左侧卧或偶尔变换姿势,治疗应简单。

5. 乳房保健

妊娠期由于内分泌激素的变化,乳房腺泡和乳腺导管大量增生,结缔组织充血。到了 4 个月时,乳头分泌少量黄色黏液,乳晕皮脂腺也增加了分泌。孕期加强乳房护理,积极促进乳腺发育,养护乳房皮肤,为分娩后能够顺利哺乳做好准备。

(1)经常用温和皂水擦洗乳晕和乳头皮肤,并将皮肤皱褶处擦洗干净

这样,不仅可以保持乳房卫生,还会使皮肤逐渐变得结实耐磨,日后经得起宝宝吸吮。从怀孕 4～5 个月起,常用温和皂水擦洗乳头,清除乳痂,并在乳头涂上油脂。

(2)洗浴后正确按摩乳房

每次清洗乳晕和乳头后,用热毛巾敷盖乳房并用手轻轻地按住;将乳房擦净后涂一些食用橄榄油,用手指从乳房内侧向外顺时针轻轻按摩;用手指腹在乳房周围以画圈方式轻轻按摩;轻轻按住乳房并从四周向乳头方向轻轻按摩;拇指和食指压住乳晕边缘,再用两指轻轻挤压。

（3）穿着舒适胸衣,促进乳房发育并防止产后变形

随着孕期增长乳房逐渐增大,一定要穿着适宜的胸衣。因为,乳房过大或下垂,容易引起皮下纤维组织断裂,使乳房在产后不容易恢复弹性,造成下垂。而且,不合适的胸衣如过于紧小,还会影响乳房血液循环,致使乳腺组织发育不良,甚至导致乳腺导管闭塞。孕妇不要贴身穿化纤类或羊毛类内衣,清洗时也不要与其他衣服混洗,最好用手清洗,以免纤小细毛从乳头开口逐渐进入乳腺导管,久而久之造成堵塞,致使产后哺乳时不能通畅排出乳汁,引起无奶或少奶。

（4）睡眠时,注意采取适宜睡姿,最好取侧卧位或仰卧位

俯卧位容易使乳房受到挤压,使血液循环不通畅,不能保证促使乳腺发育的激素运送,从而影响乳腺发育。

（5）积极矫正凹陷或扁平的乳头

不可使用丰乳霜、减肥霜。这两种用品中都含有一定的性激素,随意使用会影响乳腺的正常发育。乳房出现异常时,如异样疼痛和外形改变,应该就医。切不可自己无把握地乱治,导致乳腺发育受到影响。

（6）整个孕期对乳房、乳头的刺激不宜过多

特别是孕晚期,刺激乳房、乳头会诱发子宫收缩,导致早产。有过流产（包括人工流产）、早产史的孕妇要特别注意。

（赵风霞）

本章思考题

1. 请说出孕妇妊娠期的常见症状。
2. 请说出产妇产褥期的常见症状。
3. 请说出产后怎样进行会阴护理。
4. 请说出剖宫产术后的饮食安排。

第3章 婴儿照护基础

第1节 婴儿解剖、生理知识

新生儿是指脐带结扎开始至出生后28天的小儿。正常足月新生儿指妊娠满37至42周娩出，出生体重通常大于2500g（平均3000g）、身长在47cm以上（平均50cm）。早产儿指妊娠未满37周的新生儿，出生体重通常小于2500g，身长在47cm以下。

新生儿从脐带结扎的一刻起脱离了母体，开始适应外界全新的环境，各个系统器官开始行使其各自的功能。但此时新生儿的各系统器官发育尚未成熟，它需要经历一个逐步成熟和完善的过程。所以，此年龄期小儿对环境的适应能力、疾病的抵抗能力都较弱，患病后的反应性也相当差，故患病率高，死亡率高。因此，掌握新生儿各系统器官解剖、生理特点，对于正确护理新生儿十分重要。

一、体温调节

新生儿体温调节中枢功能发育尚不完善，皮下脂肪薄，体表面积相对较大，容易散热。寒冷时又无寒战反应，出生后环境温度较子宫内低，散热增加，如不及时保温，可发生低体温。反之，室温过高、喂水少、衣被穿盖过多时，也可使体温增高，发生脱水热。

❖ 特点：

新生儿体温不稳定，易受外界环境影响，有体温改变的危险。

二、皮肤、黏膜、脐带

新生儿出生时皮肤上覆盖有一层灰白色的胎脂，有保护皮肤和防御的作用，出生后会逐渐自行吸收，不应强行擦洗。新生儿皮肤和黏膜薄、嫩，血管丰富，局部防御机能差，很容易受到损伤，并且受伤处也容易成为细菌入侵的门户，轻则引起局部感染，重则可扩散至全身引起败血症。新生儿的皮脂腺分泌较旺盛，分泌物氧化后形成皮脂酸对皮肤有刺激作用,个别可发展为脂溢性皮炎,以头皮最重,成油腻性黄色脂痂、皮屑。

新生儿出生后脐带经无菌结扎后逐渐干燥,脐带残端一般在7天内脱落。未脱落的脐带残端创面,是病原菌侵入新生儿体内的重要门户,轻者可造成脐炎,重者可导致败血症。

❖ 特点:

新生儿皮肤和黏膜防御屏障功能薄弱,有受伤和感染的危险,未脱落的脐带残端创面易导致病原菌的入侵。

三、呼吸系统

呼吸系统包括鼻、咽、喉、气管、支气管、肺等器官,见图3-1。机体吸入氧,排出二氧化碳的过程,称为呼吸。呼吸系统是气体交换站。呼吸系统以环状软骨为界,划分为上、下呼吸道。上呼吸道包括鼻、咽、咽鼓管、喉;下呼吸道包括气管、支气管、肺泡。

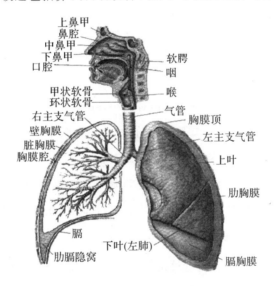

图 3-1 呼吸系统

1. 上呼吸道

(1)鼻

婴儿鼻腔短小,相对狭窄,缺少鼻毛,黏膜柔嫩,血管丰富,故易感染。感染时鼻黏膜充血肿胀使鼻腔更加狭窄,甚至堵塞,引起呼吸困难及吸吮困难。

(2)咽与咽鼓管

婴儿咽部相对狭小,咽鼓管较宽,短而直,呈水平位,故上呼吸道感染后容易并发中耳炎。

(3)喉

婴儿喉腔狭窄,软骨柔软,声带及黏膜柔嫩,富于血管,容易发生炎性肿胀。由于喉腔及声门都狭小,患喉炎时易发生梗阻而致声音嘶哑和吸气性呼吸困难。

2. 下呼吸道

(1)气管与支气管

婴儿气管和支气管管腔相对狭小;软骨柔软,缺乏弹力组织;管腔黏膜柔嫩,血管丰富,黏液腺分泌不足而较干燥;黏膜纤毛运动差,不能很好地排除吸入的微生物,易引起感染和呼吸道阻塞。由于右侧支气管较直,为气管的直接延伸,而左侧支气管细长,故异物易坠落至右侧支气管,引起右侧肺段不张或肺气肿。

(2)肺

婴儿肺组织发育尚未完善,肺泡数量少,气体交换面积不足,但肺血管组织丰富,造成含气量少而含血量多,故易于感染。

(3)胸廓

婴儿胸廓较短小,其前后径约与横径相等,呈圆桶状;胸部呼吸肌不发达,主要靠膈肌升降呼吸,呈腹式呼吸,2岁以后出现胸腹式呼吸。

3. 呼吸频率和节律

由于小儿胸廓解剖特点,其肺容量相对较小,呼吸受限制,而小儿代谢旺盛,需氧量接近成人,为满足机体代谢和生长需要,只有增加呼吸频率来代偿。故年龄愈小,呼吸频率愈快,不同年龄小儿的每分钟呼吸次数见表3-1。

新生儿因呼吸中枢发育不完善,呼吸运动调节功能较差,易出现呼吸节律不齐,尤其是早产儿呼吸中枢发育更不成熟,调节功能差,有时因肺扩张不好而有发绀,此时,可刺激其啼哭,啼哭可促使肺泡张开,改善发绀现象。

表 3-1　正常儿童安静时平均呼吸次数　　　　　　　(单位:次/分)

年龄	呼吸
新生儿	40～45
1岁以下	30～40

❖ 特点:

①小儿年龄越小,呼吸频率越快。

②新生儿呼吸中枢发育尚未成熟,易出现呼吸节律不整或呼吸暂停现象。

③新生儿呼吸道屏障功能差,易发生呼吸道感染,感染发生后临床症状重,表现为:鼻塞重,张口呼吸、吸吮困难甚至哺喂困难(抗拒吮乳),烦躁不安,发绀。

④上呼吸道感染易向周围或向下蔓延,可发生喉炎、眼结合膜炎、中耳炎及肺炎等。

⑤异物感及炎症易发生在肺右侧。

四、消化系统

消化系统包括口腔、咽、食管、胃、小肠、大肠、肛门消化道和消化腺，见图3-2。消化系统是人体食物的加工厂。

1. 口腔

足月新生儿两颊脂肪垫发育良好，已具有觅食、吸吮、吞咽反射，所以，出生后即可开奶。而早产儿吸吮、吞咽反射较差，所以哺乳困难。新生儿口腔黏膜薄嫩，唾液腺发育不完善，唾液分泌少，故口腔黏膜干燥，易发生损伤和感染。婴儿3～4个月时唾液分泌逐渐增多，5～6个月时更为显著，但由于口底浅，尚不能及时吞咽，故常出现生理性流涎。3个月以下小儿唾液中淀粉酶分泌不足，故过早喂淀粉类食物，易致消化不良引

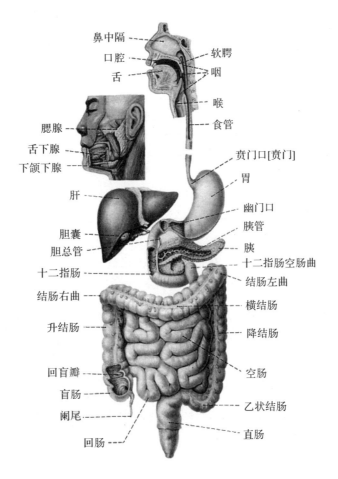

图3-2 消化系统

起腹泻。

2. 食管、胃

新生儿胃呈水平位,食管下端贲门括约肌较松,幽门括约肌较紧张,婴儿常发生胃肠逆向蠕动,加上婴儿吸奶时常同时吸入过多空气,故易发生溢乳和呕吐。早产儿吸吮力较弱,吞咽功能差,贲门括约肌松弛,更易引起溢乳、呛奶而致窒息。

新生儿胃容量较小,随着年龄的增长而增大,不同月龄婴儿的胃容量见表 3-2。故年龄越小,每日喂食的次数越多。由于哺喂后不久幽门即开放,内容物逐渐进入十二指肠,故实际哺喂容量多于下述胃容量。胃排空时间因食物种类不同而不同,婴儿对不同食物胃排空的时间见表 3-3。早产儿胃排空慢,易发生胃潴留。

表 3-2　不同月龄婴儿的胃容量

月龄	胃容量/mL
1 周	25～50
1～4 周	60～90
1～3 个月	100～150
4～12 个月	160～300

表 3-3　婴儿对不同食物胃排空的时间

食物	胃排空时间/h
水	1.5～2
母乳	2～3
牛乳	3～4

3. 肠、肝

婴儿肠道相对较长,小肠为自身长度的 6～8 倍,因分泌面积及吸收面积较大,有利于营养物质消化吸收。但婴儿肠壁薄,通透性高,屏障功能差,肠道内的毒素、过敏原和消化不全的产物也易经肠黏膜吸收,引起全身性感染。婴儿出生后 6 个月内胰淀粉酶分泌少且活性较低,胰液分泌随年龄增长而增加,1 岁后才接近成人,故不宜过早(出生后 3 个月以内)喂淀粉类食物。新生儿胰脂肪酶和胰蛋白酶的活性都较低,故对脂肪和蛋白质的消化和吸收不够完善,若喂养不当,易导致腹泻。

新生儿肝功能发育不成熟,肝葡萄糖醛酸转移酶的量及活性不足,是新生儿生理性黄疸的原因之一。

4. 健康小儿粪便

①胎粪。新生儿最初排出的大便为深墨绿色、黏稠、无臭味的,称胎便。胎粪由胎

儿肠道脱落的上皮细胞、消化液及吞下的羊水组成,多数于出生后 12 小时内开始排出,2~3 天渐过渡为黄糊状粪便。如 24 小时内无胎粪排出,应注意检查有无肛门闭锁等消化道畸形。

②母乳喂养婴儿粪便为金黄色,软膏状,带有酸味,不臭,一般每日 2~5 次,添加辅食后次数减少,1 周岁后减至每日 1~2 次。

③人工喂养(牛、羊乳喂养)婴儿粪便为淡黄色,较干厚,有臭味,每日 1~2 次,有便秘倾向。

④混合喂养婴儿粪便介于母乳喂养婴儿和人工喂养婴儿之间,添加辅食后粪便性状逐渐接近成人。

五、循环系统

循环系统包括心脏和血管等器官。循环系统是人体的运输管道,见图 3-3。其主要

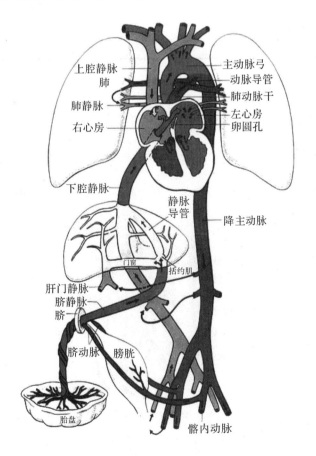

图 3-3　循环系统

功能是为身体运输氧气和营养物质,排出二氧化碳和代谢产物。

1. 心脏

婴儿心脏体积比重相对比成人大,新生儿心脏重量占体重的 0.8%(成人占 0.5%)。小儿心脏的位置随年龄增长而变化。2 岁以下幼儿心脏多呈横位;2 岁以后随着直立行走、肺及胸部的发育和横隔的下降等,心脏由横位逐渐转为斜位。

2. 心率

由于小儿新陈代谢旺盛,故心率较快,随着年龄的增长心率逐渐减慢。儿童心率易受各种内外因素的影响,如哭闹、活动、进食、发热或精神紧张,心率可明显加快。一般体温每增高 1℃,心率每分钟增加约 15 次。睡眠时心率每分钟可减少 20 次左右,因此,宜在儿童安静或睡眠时测量心率。正常婴幼儿安静时平均心率见表 3-4。

表 3-4　正常婴幼儿安静时平均心率 （单位:次/分）

年龄	心率
新生儿	120～140
1 岁以下	110～130

❖ 特点:

婴儿心率较快,且年龄越小,心率越快,波动较大。

六、泌尿系统

泌尿系统包括肾脏、输尿管、膀胱及尿道。泌尿系统是人体废物处理场,见图 3-4。

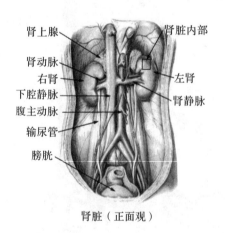

肾脏（正面观）

图 3-4　泌尿系统

1. 肾脏

小儿年龄越小,肾脏相对越大。出生时肾结构发育已完成,但功能尚不成熟。肾小球滤过率低,浓缩功能差。

2. 输尿管

新生儿输尿管长而弯曲,管壁肌肉和弹力纤维发育不良,易受压及扭曲而导致梗阻,易发生尿潴留而诱发感染。

3. 膀胱

新生儿膀胱位置比年长儿高,尿液充盈时,膀胱顶部常在耻骨联合之上,顶入腹腔而容易触到,随年龄增长逐渐下降至盆腔内。新生儿膀胱、输尿管连接处的瓣膜功能较弱,当膀胱充盈压力增高时,尿液易向上逆流而致感染。

4. 尿道

新生儿女婴尿道仅长1cm(性成熟期为3～5cm),且外口暴露而又接近肛门,易受细菌污染,故上行性细菌感染比男婴多。男婴尿道虽长,但常有包茎,积垢时也可引起上行性细菌感染。

5. 排尿次数及尿量

新生儿一般于出生后24小时内排尿,若出生后48小时无尿,需检查原因。婴儿每日的尿量受饮食、气候等因素影响。新生儿初期几天排尿少,以后排尿次数迅速增多,6个月后随着辅助食品的添加,排尿次数减少。正常婴幼儿每日排尿次数和尿量见表3-5。

表3-5　正常婴幼儿每日排尿次数和尿量

年龄	排尿次数	尿量/mL
0～7天	4～5	50～100
1岁以下	20～30	400～500

新生儿出生后前几天尿液色较深,稍混浊,放置后有红褐色沉淀,为尿酸盐结晶。正常婴儿尿液淡黄色透明,但在寒冷季节放置后可出现乳白色沉淀,此为盐类结晶使尿液变混。

❖ 特点:

①婴儿每日排尿次数较多。

②女婴易引起上行性细菌尿路感染。

③新生儿膀胱位置较高,可在腹腔扪及。避免挤压膀胱。

七、神经系统

神经系统由中枢神经系统和周围神经系统两部分组成,中枢神经系统包括脑和脊髓,见图 3-5。中枢神经系统是人体的指挥中心。

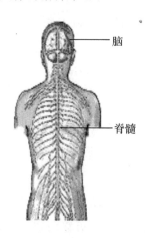

脑

脊髓

图 3-5 · 中枢神经系统

1. 脑、脊髓

新生儿脑相对较大,刚出生脑重量平均为 370 克,占体重的 10%～12%(成人仅2%)。出生后脑的发育较快,年龄越小发育速度越快。6 个月时脑重 600～700g,2 岁时达 900～1000g,6 岁时已接近成人脑重,约 1200g。生长时期的脑组织耗氧较大,婴儿脑耗氧在基础代谢状态下占总耗氧量的 50%,而成人仅为 20%,因此,缺氧对婴儿脑的损害更为严重。营养是大脑发育的物质基础,大脑含蛋白质、类脂质、磷脂和脑苷脂。蛋白质占脑组织的 46%,类脂质占 33%,若长期营养不良可引起脑发育不良。充足的营养能促进脑的发育。脊髓在出生时发育已比较成熟,脊髓的成长和运动功能的发育相平行。

新生儿神经髓鞘的形成和发育不完善,神经髓鞘的形成和发育约在 4 岁完成,在此之前,各种刺激引起的神经冲动传导缓慢,且易于泛化,新生儿常出现不自主和不协调动作,如遇有声音、光亮、震动或改变体位都会使新生儿有惊跳的现象出现。

2. 原始反射

足月新生儿出生时已具有原始的神经反射,如觅食反射、吸吮反射、拥抱反射和握持反射。出生后数月随着神经系统发育成熟,这些反射大多在 2～6 个月自然消失。新生儿期若这些原始反射减弱或消失,或数月后仍不消失,常提示有神经系统疾病。

❖ 特点:

①年龄越小,脑发育速度越快。

②婴儿脑的发育对营养需求高,对缺氧耐受性差。

③新生儿具有原始反射(无条件反射)。

八、免疫系统

新生儿非特异性和特异性免疫功能均不成熟。新生儿皮肤、黏膜薄嫩,易损伤;脐残端未闭合,细菌易进入血液;呼吸道纤毛运动差;胃酸、胆酸少,杀菌力差;肠壁薄,通透性高,屏障功能差;机体免疫球蛋白(抗体)缺乏,所以易发生感染。

早产儿的非特异性和特异性免疫功能发育更不完善。其皮肤娇嫩,屏障功能弱;体液免疫和细胞免疫功能更低下,抵抗能力极弱,更易发生各种感染,且病情重,预后更差。

❖ 特点:

新生儿非特异性和特异性免疫功能均不成熟,有感染的危险。

第2节　新生儿几种特殊生理状态知识

新生命的诞生给新妈妈、新爸爸带来了喜悦,也带来了许多的恐慌。新生儿一些特殊的生理现象看似异常的表现,常引起新爸爸、新妈妈的不安,其实这是在正常新生儿中普遍存在着的生理现象,均属于正常范围。现介绍新生儿几种特殊的生理现象。

一、生理性黄疸

情景导入

小儿:钱毛毛,男,4天。足月顺产,出生体重3200g。

毛毛于出生后第2天发现面部皮肤黄染,第3天皮肤黄染波及头颈部、前胸部。患儿精神可,反应好,母乳喂养,吸吮有力。

思考分析:

毛毛皮肤黄染是生理还是病理原因,需要处理吗?

50%～60%足月儿和80%早产儿在出生后可出现暂时性的皮肤、巩膜黄染现象,称为生理性黄疸。这主要是由于胎儿在宫内所处的低氧环境,刺激红细胞生成过多,使新生儿早期胆红素的来源增多,加之新生儿肝功能发育不完善,肝细胞对胆红素的摄取、结合及排泄功能差,故出现生理性黄疸(皮肤、巩膜出现黄染现象)。表现为以下特征:足月新生儿生理性黄疸,在出生后2～3天出现,4～5天达高峰,5～7天开始消退,最迟不超过2周;早产儿出生后3～5天出现生理性黄疸,5～7天达高峰,7～9天开始消退,最长可延迟至3～4周。一般情况良好,不需要治疗。

注意在自然光照下观察新生儿,以免因光照影响判断。若新生儿出生后24h内出现黄疸,或黄疸消退后又出现并有加重,或黄疸持续不退,均必须及时去医院诊治。

二、生理性体重下降

新生儿出生后数日内,因最初几天进食少,皮肤、呼吸水分蒸发及胎粪排出等,会出现体重下降,5～6天降至最低点,但不超过出生体重的9%,一般7～10天即恢复到出生体重(早产儿体重恢复较足月儿慢)。若下降超过出生体重的10%,或生后第10天仍未回升到出生时水平,那就不属于正常的生理性体重下降,应该寻找原因,如喂养不当、奶量不足、疾病等。

三、乳腺肿大和假月经

男、女新生儿在出生后4～7天均可有乳腺肿大,似蚕豆或核桃大小,可有少量乳汁分泌。多在出生后2～3周消失,切忌挤压,以免感染。部分女婴出于生后5～7天可见阴道流出少量血性分泌物,类似于月经,可持续数天,称假月经。或流出大量非脓性分泌物,类似白带,持续1～3天,一般不需处理。上述现象均由来自母体雌激素的影响突然中断所致。

四、新生儿"马牙"和"螳螂嘴"

在新生儿口腔上腭中线和牙龈部位出现的散在黄白色小斑点,系上皮细胞堆积或黏液腺分泌物潴留所致,称上皮珠,俗称"马牙",数周后可自然消失。新生儿两侧颊部各有一隆起的脂肪垫,俗称"螳螂嘴",可以帮助新生儿有力吸吮乳汁,随着吸吮期的结束,就会慢慢消退。以上两者均属正常现象,切忌擦拭或挑割,以免发生感染。

五、新生儿红斑及粟粒疹

出生后1～2天,在头部、躯干及四肢常出现大小不等的多形性斑丘疹,称为新生儿红斑,1～2天后自然消失。也可因皮脂腺堆积在鼻尖、鼻翼、颜面部形成小米粒大小黄白色突出在皮肤表面的皮疹,称为新生儿粟粒疹,而非脓疱,数日后多自行消退,无须处理。

第3节 生长发育基础知识

生长发育是儿童不同于成人的重要特点。生长是指儿童各器官、系统的长大和形态变化,可测出其量的改变,如体重、身高、头围、胸围等。发育是指细胞、组织、器官功能上的成熟,是质的变化。评价的指标如感知觉的发育、运动的发育、言语的发育等。生长与发育紧密相连,不可分割。掌握儿童生长发育的规律和影响因素,才能对婴儿生长发育进行正确的评价,并有针对性地给予干预,促进其健康成长。

情景导入

宝宝1周岁,体重9.5kg,身长76cm,出牙4颗。

思考分析:

1. 该宝宝的体重、身高是否正常?

2. 该妈妈不知道孩子的乳牙什么时间出齐。请你告诉她,乳牙出齐时间约几岁?

一、生长发育规律及影响因素

1. 生长发育的一般规律

(1)连续性和阶段性

生长发育是一个连续不断的过程,贯穿于整个儿童时期,但不同年龄时期的生长发育速度不同,呈阶段性,如出生后6个月内生长最快,尤其是头3个月,出现生后第一个生长高峰,后半年生长速度逐渐减慢,至青春期又迅速加快,出现第二个生长高峰,见图3-6。

(2)顺序性

生长发育遵循由上到下、由近到远、由粗到细、由简单到复杂、由低级到高级的规律。

例:

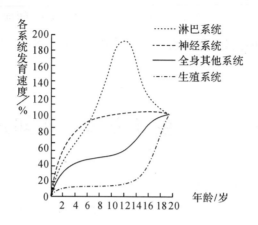

图 3-6　生长规律

由上到下——先会抬头,后会抬胸,再会坐、立、行;

由近到远——先会抬肩和伸臂,再会控制双手的活动;

由粗到细——先会用全掌抓握物体,后能用手指捏取;

由简单到复杂——先会画直线,后会画圆以及复杂的图形;

由低级到高级——先会看、听等感觉事物,再发展到记忆、思维、分析和判断等。

(3)不平衡性

各系统的发育速度不同,且各有先后。神经系统发育最早,生殖系统发育最晚,淋巴系统发育则先快而后回缩,皮下脂肪发育在年幼时较发达,肌肉组织发育到学龄期才开始加速。

(4)个体差异性

儿童生长发育虽遵循一定规律,但由于受机体内、外因素(遗传、营养、教养及环境等)的影响,存在较大的个体差异。因此,生长发育的正常值不是绝对的,要充分考虑各种因素对个体发育的影响,并进行连续动态的观察,才能对小儿发育情况做出正确的判断和评价。

2. 生长发育的影响因素

影响小儿生长发育的两个基本因素是遗传因素和环境因素。遗传决定了机体生长发育的潜力,环境因素影响着这个潜力,双方相互作用,决定了小儿个体的生长发育水平。

(1)遗传因素

父母双方的遗传因素会影响儿童生长发育的特征、潜力、趋向。皮肤、头发的颜色,脸形特征,身材高矮,性成熟的迟早以及对疾病的易感性等都与遗传有关。

(2)环境因素

①孕母状况。孕母的生活环境、营养、情绪、疾病等各种因素均会影响胎儿的宫内发育。

②营养。充足和合理的营养是保证儿童健康成长极为重要的因素,年龄越小受营养因素的影响越大。

③生活环境。良好的居住环境及卫生条件、健康的生活方式、科学的护理、正确的教养、和谐的家庭气氛、父母的爱抚、适宜的锻炼和完善的医疗保健服务等,都是保证儿童生长发育达到最佳状态的重要因素。反之,将产生不良影响。

④疾病。疾病往往会阻碍儿童的生长发育。

二、体格发育

监测体格发育的常用指标有体重、身高、头围、胸围、囟门。

1. 体重

体重是指身体器官、体液的总重量,是反映营养状况的重要指标。

(1)增长规律

儿童年龄越小,体重增长越快,见表3-6。

表 3-6　不同月龄小儿体重增长值　　　　　　　　（单位:克/月）

月龄	体重增长值
0～3 个月	800～1000
4～6 个月	500～600
7～8 个月	250～300
9～12 个月	200～250

新生儿出生时体重平均为3kg,出生后第一周有生理性体重下降,但不超过出生体重的9%,一般7～10的天即恢复至出生体重。出生后,3个月月龄的婴儿体重约为出生时的2倍(6kg),12个月月龄的婴儿体重约为出生时的3倍(9kg)。

(2)估算公式

1～6个月:体重(kg)=出生体重(kg)+月龄×0.7。

7～12个月:体重(kg)=6(kg)+月龄×0.25。

用以上公式计算的体重仅为一般平均数,正常同年龄、同性别儿童的体重增长存在个体差异,其波动范围不超过正常值的 10％左右。

2. 身高(长)

身高(长)指从头顶到足底的全身长度。身高(长)是反映骨骼发育的重要指标。

(1)增长规律

身高(长)的增长规律与体重增长相似,年龄越小增长越快,也出现婴儿期和青春期两个生长高峰。新生儿出生时平均身长约为 50cm,6 个月时达 65cm,1 周岁时达 75cm。不同月龄小儿身高每月增长值见表 3-7。

表 3-7 不同月龄小儿身高增长值 　　　　　　　　　　　　　　(单位:厘米/月)

月龄	增长值
0～6 个月	2.5
7～12 个月	1.5

(2)估算公式

2～12 岁儿童身高(长)(cm)＝年龄×7＋70(cm)。

同年龄、同性别儿童的身高(长)增长存在个体差异,其波动范围不超过正常值的 30％左右。

3. 头围

经眉弓上方、枕后结节绕头一周的长度为头围,见图 3-7。头围反映脑和颅骨的发育程度。头围测量在 2 岁前最有价值。头围过小常提示脑发育不良,头围过大可能提示脑积水或其他疾病。

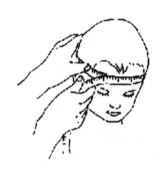

图 3-7 头围

增长规律:出生后 2 年内头围增长迅速。出生时头围平均为 34cm,6 个月时为 44cm,1 岁时为 46cm。

4. 胸围

沿乳头下缘水平绕胸一周的长度称为胸围。胸围反映胸廓、胸背肌肉、皮下脂肪及肺的发育程度。

增长规律:出生时胸围平均为 32cm,比头围小 1~2cm。1 岁时胸围与头围大致相等,约为 46cm,1 岁以后胸围超过头围。

5. 囟门

小儿囟门分前囟和后囟。前囟为顶骨和额骨边缘形成的菱形间隙,后囟由顶骨与枕骨构成,呈三角形,见图 3-8。囟门的闭合程度反映颅骨骨化的程度。前囟早闭或过小见于小头畸形,晚闭或过大见于佝偻病、先天性甲状腺功能减退症或脑积水;前囟饱满常提示颅内压增高,多见脑炎、脑膜炎、脑肿瘤、脑积水;前囟凹陷见于脱水或极度消瘦。

增长规律:出生时前囟 1.5~2cm,6 个月开始逐渐变小,1~1.5 岁闭合。后囟出生时很小或已闭合,最迟于出生后 6~8 周闭合。颅骨缝出生时尚分离,于 3~4 个月时闭合。

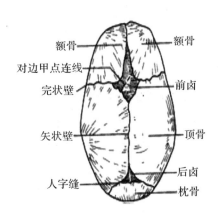

图 3-8 囟门

6. 牙齿

牙齿的发育与骨骼发育有一定的关系,但因胚胎来源不完全相同,故牙齿与骨骼的生长不完全平行。人一生有 2 副牙齿,即乳牙(共 20 个)和恒牙(共 32 个)。婴儿出生时无牙,一般于出生后 6 个月左右(4~10 个月)乳牙开始萌出,12 个月尚未出牙者可视为异常。乳牙于 2~2.5 岁出齐(见图 3-9 乳牙萌出顺序)。2 岁以内儿童的牙齿数目约等于月龄减 4~6。

乳牙萌出顺序一般为:下中切牙—上中切牙—上下侧切牙—第一乳磨牙—尖牙—

第二乳磨牙。6岁左右开始萌出第一颗恒牙即第一恒磨牙,于第二乳磨牙后方萌出,然后,乳牙开始按萌出顺序逐个脱落代之以同位恒牙,其中第一、二双尖牙代替第一、二乳磨牙,12岁左右出第二恒磨牙,18岁以后出第三恒磨牙(智齿),但也有人终生不出第三恒磨牙。一般恒牙在20~30岁出齐。

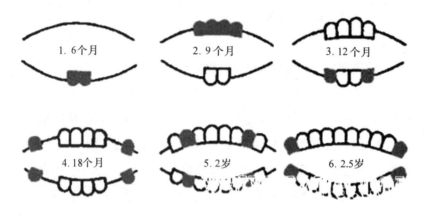

图 3-9 乳牙萌出顺序

三、神经心理发育

评价婴儿神经心理发育的指标有感知觉发育、运动功能发育、语言功能发育等。儿童的神经心理发育主要是指感知、运动、语言的发育以及记忆、思维、情感、性格等一些心理活动的发展。它直接关系到智力发育,是儿童健康成长的一个极其重要的方面。

1. 婴儿神经系统的发育

(1)感、知觉发育

感觉是人脑对直接作用于感官刺激物个别属性的反映。新生儿出生后便有感觉,感觉是婴儿探索世界、认识自我过程的第一步,是以后各种心理活动产生和发展的基础。知觉是大脑将直接作用于感觉器官的刺激转化为整体经验的过程。婴儿的知觉是在其感觉经验不断丰富的基础上形成、发展和完善起来的。

①婴儿视感知发育情况,见表3-8。

②听感知发育。听觉发育与小儿的语言发育直接相关。新生儿正常听觉强度为0~20分贝。新生儿对噪音特别敏感,当噪音达到60分贝时,会影响其睡眠和休息。婴儿听感知发育情况见表3-9。

表3-8 婴儿视感知发育情况

月龄	视感知发育情况
0~1个月	只能看清15~20cm距离内的事物
2个月	可协调注视物体
3~4个月	头、眼协调较好,目光跟随物体移动
4~5个月	认识母亲,见到奶瓶表示喜悦
5~6个月	能注视远距离物体,如汽车、行人等
12~18个月	可注视3m远处的小玩具

表3-9 婴儿听感知发育

年龄	听感知发育情况
1~3天	中耳内有羊水,听力差
3~7天	敏锐度有很大提高
3~4个月	头可转向声源,出现定向反应
5~6个月	能区别父母的声音
7~9个月	能确定声源,区别语气及言语的意义
12个月	能听懂自己的名字

③味觉和嗅觉发育。新生儿味觉相当灵敏,能辨别酸、甜、苦、咸等味道,不同刺激可使其出现不同的面部表情,其中最明显的是对甜食的"偏爱"。4~5个月的婴儿对食物的微小改变已很敏感,是味觉发育的关键期,此时应合理添加各类辅食,以适应多种不同味道的食物。出生时嗅觉已发育完善,新生儿对愉快和不愉快气味刺激会出现不同的面部表情,闻到乳香会寻找乳头。

④皮肤感觉发育。皮肤感觉包括触觉、痛觉、温度觉等。新生儿触觉很敏感,能对接触身体的襁褓或被褥任何不舒服的刺激表示强烈反应。特别敏感部位有唇、口周、手掌及足底等,可引出先天的反射动作,如物体接触嘴唇时,会引起新生儿吸吮动作;物体接触手掌时,他立刻就会抓握等。6个月皮肤有定位能力。新生儿已有痛觉,但反应迟钝,2个月后才逐渐完善。新生儿温度觉很灵敏,环境温度骤降时即啼哭,保暖后即安静。

⑤知觉发育。知觉是人对事物的综合反映,与上述各感觉能力的发育密切相关。知觉主要有物体知觉、空间知觉、时间知觉和运动知觉等。物体知觉往往是多种感觉统合的结果,如果不能用感官接触到、看到、听到或嗅到某个物体,则很难了解和认识这个物体。儿童在6个月以前,主要是通过感觉认识事物,6个月后,随着运动能力的发育及手眼动作的协调,通过看、咬、摸、闻、敲击等活动,可逐步了解物体各方面的属性,对

物体的形状、大小、质地及颜色等产生初步的综合性知觉。

（2）运动功能的发育

婴儿运动功能的发育可分为大运动发育和细运动发育两大类。大运动包括颈肌和腰肌的平衡性活动；细运动是指手的精细捏弄动作。婴儿运动功能的发育遵循一定的规律，可概括为：

从泛化到集中：婴儿最初的动作为全身性的、欠精确的，以后逐步分化为局部、精确动作，也由不协调到协调。

从上到下：动作发育是自头端向足端。

从近到远：动作发育是从身体中部开始，越接近躯干的部位动作发育越早，然后逐渐向远端发育（大肌肉动作到小肌肉动作）。

先正后反：正面动作先于反面动作，如先抓后放，先向前走后倒退走。

婴儿上述运动功能发育的规律，受神经系统成熟程度的内在制约，如神经系统未发育到某种程度，再多训练也不会奏效，但光有神经系统成熟还不行，缺乏练习机会也会使动作发育迟缓。

①大运动发育。婴儿的姿势或全身活动称为大运动，如抬头、翻身、坐、爬、站、走、跑、跳跃等，不同月龄婴儿大运动发育情况见图 3-10 和表 3-10。

大运动发育过程可归纳为"二抬四翻六会坐，七滚八爬周会走"。（数字代表月龄，"周"表示周岁）

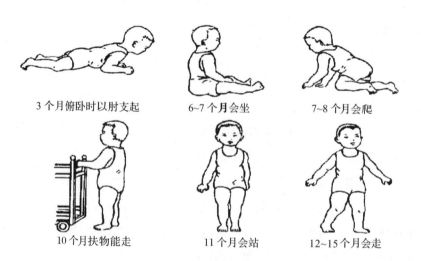

3个月俯卧时以肘支起　　6~7个月会坐　　7~8个月会爬

10个月扶物能走　　11个月会站　　12~15个月会走

图 3-10　大运动发育情况

表 3-10　婴儿大运动发育情况

运动项目	月龄	大运动发育情况
抬头	新生儿	俯卧位时能抬头 1～2 秒
	2 个月	抬头下颏可离开桌面 30°～45°
	3 个月	抬头较稳，下颏和肩部均可抬起离开桌面
	4 个月	抬头很稳并能自由转动
翻身	5 个月	从仰卧位翻至俯卧位
	6 个月	从俯卧位翻至仰卧位
	6 个月	能双手向前撑住独坐
	7 个月	独坐时身体略向前倾
	8 个月	能坐稳并能左、右转身
爬	7 个月	能用手支撑胸腹，两手和腹部爬行（腹爬）
	8 个月	能用手和膝交替爬，但协调性不够好（四爬）
	10 个月	爬时可手、膝并用，腹部可离开台面（高爬）
立	8 个月	挽扶时能站立片刻
	9 个月	能自己抓住物体从蹲位站起
	11 个月	可独自站立片刻
走	11 个月	能扶床栏行走，牵小儿双手时能行走
	12 个月	牵一只手能行走
	13 个月	不用帮助能走，但两下肢分开，不稳
	15 个月	可独走且很稳

②细运动发育。儿童手和手指的运动及手眼协调操作物体的动作称为精细动作。如抓饼干、捏小米花、握笔绘画、使用剪子等。精细动作多为小肌肉运动，在全身大肌肉发育后迅速发育。不同月龄婴儿细运动发育情况见表 3-11。

表 3-11　婴儿细运动发育情况

月龄	细运动发育情况
新生儿	两手握拳不易松开
2 个月	两手握拳逐渐松开
3 个月	手常呈张开姿势，将摇铃棒放入其手中，能握住数秒钟
4 个月	两手能凑到一起，玩弄着手指
5 个月	会用手去抓东西，但距离判断不准
6 个月	能用整个手掌抓握物体

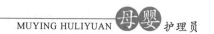
续表

月龄	细运动发育情况
7个月	会用三个手指去捏取物品(桡侧握),出现换手
8个月	可用拇指、食指取物
9～10个月	可用食指去触物,能将手中物体放置在桌上
12～15个月	学会用匙,几页几页翻书,乱涂画

随着精细动作水平的提高,手眼协调能力越来越占重要地位。应给婴儿提供各种运动机会,帮助提高婴儿精细动作技能的发育。

(3)语言功能的发育

儿童语言的发育除受语言中枢控制外,还需要正常的听觉和发音器官,同时,周围人群经常与儿童的语言交流是促进语言发育的重要条件。语言发育经过发音、理解和表达三个阶段。

①发音阶段,又称言语准备阶段。新生儿用哭声表达生理需求,1～2个月能咿呀学语发出喉音,如"啊""伊""呜"("a""i""u")等元音;6个月能发辅音;7～8个月能发"爸爸、妈妈"等语音,但没有词语的真正意义。

②理解阶段,言语理解阶段是从9个月开始,此时婴儿能够按照成人的言语吩咐去做相应的动作,如"再见""欢迎""谢谢"等,在此之前虽然也有此类动作,但多数是模仿性的,12个月能听懂几样物品的名称,对词语的理解和表达开始相互联系起来,并促进了言语的发育。

③语言表达阶段,是能说出第一个有特定意义的词语开始,一般从9～10个月开始,如10个月左右能有意识地喊"爸爸""妈妈""走""不"等;1岁开始会说单词;2岁时能说出自己身体各部分,如手、脚等,能讲2～3个字的词组。

语言的发育对儿童神经、心理的发展起着重要作用。应有目的地对婴儿进行语言训练,提供适合语言发展的环境,鼓励家长进行语言交流,以促进婴儿的语言发育。婴儿语言、适应性能力的发育过程见表3-12。

2. 婴儿心理的发展

儿童心理的发展有两个必要条件,即神经系统(尤其是大脑)和环境。脑发育的水平及其功能是儿童心理发育的物质基础,生活环境和教养则是对心理发育起决定性作用的外界因素。

表 3-12　婴儿语言、适应性能力的发育情况

年龄	语言	适应周围人物的能力与行为
新生儿	能哭叫	铃声使全身活动减少
2个月	发出和谐的喉音	能微笑,有面部表情,眼随物动
3个月	咿呀发音	头可随看到的物品或听到的声音转动180°,注意自己的手
4个月	笑出声	抓面前物体,自己玩手,见食物表示喜悦。较有意识地哭和笑
5个月	能喃喃地发出单调音节	伸手取物,能辨别人声,望镜中人笑
6个月	发"b、n"等辅音	能辨别熟人和陌生人,自拉衣服,自握玩具玩
7个月	能无意识发出"爸爸""妈妈"等语音	能听懂自己的名字,自己握饼干吃
8个月	能重复大人所发简单音节	注意观察大人的行为
9个月	能懂几个较复杂的语句,如"再见"等	看到熟人会将手伸出来要人抱,能与人合作游戏
10～11个月	开始用单词,能用一个单词表示很多意义	能模仿成人的动作,招手说"再见",抱奶瓶自食
12个月	能说出物品的名字,如灯、碗等,指出自己的手、眼等主要部位	对人和食物有喜憎之分,穿衣能合作,自己用杯子喝水

心理的发展过程是人对客观现实的反应活动的不断扩大、改善和充实的过程。人的心理活动包括感觉、记忆、思维、想象、情绪、性格等方面。儿童出生时不具有心理现象,当形成条件反射时即标志着心理活动的开始,且随年龄增长而逐步发展。

(1)注意的发展

注意是人的心理活动对一定事物的指向和集中,是认知过程的开始。新生儿出生后已有非条件性的定向反射,如大声说话能使其停止活动。3个月开始能短暂地集中注意人脸和声音,强烈的刺激如鲜艳的色彩、较大的声音或需要的物品(如乳瓶等)都能成为婴儿注意的对象。随着年龄增长、活动范围扩大及动作语言的发育,小儿逐渐出现有意注意,但幼儿时期注意的稳定性差,易分散和转移。

(2)记忆的发展

记忆是一个复杂的心理活动过程,包括识记、保持和回忆。回忆又可分为再认和重现。5～6个月婴儿虽能再认母亲,但直到1岁后才有重现。婴幼儿时期的记忆特点是时间短、内容少,精确性差,易记忆带有欢乐、愤怒、恐惧等情绪的事情;随着年龄增长和

思维、理解、分析能力的发展,儿童有意识的逻辑记忆逐渐发展,记忆内容也越来越广泛、复杂,记忆的时间也越来越长。

(3)思维的发展

思维是人应用理解、记忆和综合分析能力来认识事物的本质和掌握其发展规律的一种精神活动,是心理活动的高级形式。1岁以后的小儿开始产生思维。婴幼儿的思维为知觉活动思维,如拿着玩具汽车边推边说"汽车来了",当玩具汽车被拿走时,游戏活动则停止。学龄前儿童则以具体现象思维为主,逐渐学会了综合、分析、分类比较等抽象思维方法,使思维具有目的性、灵活性和判断性,独立思考的能力有了进一步的提高。

(4)想象的发展

想象是人在感知客观事物后,在大脑中创造出以往未遇到过或将来可能实现的事物形象的思维活动,常常通过讲述、画图、写作、唱歌等表达出来。幼儿想象发展的一般趋势是从简单的自由联想,向创造性想象发展;从想象的无意性发展到开始出现有意性;从想象的单纯的再造性发展到出现创造性;从想象的极大夸张性发展到合乎现实的逻辑性。

(5)情绪、情感的发展

情绪是人们对事物情景或观念所产生的主观体验和表达。儿童情绪的发展服从于儿童的生理成熟和适应的需要。新生儿主要有两种情绪反应,即愉快和不愉快,两者都与生理需要是否得到满足直接相关,如哺乳、抱、摇、抚摸等则可使其愉快;饥饿、寒冷、疼痛或身体不适等则可引起其不安、啼哭等。婴儿3～4个月开始出现愤怒、悲伤;5～7个月时出现惧怕,如怕巨响声或从高处跌落等;6～8个月时出现害羞,并产生对母亲的依恋和对陌生人的焦虑;9～12个月时依恋达到高峰;18个月以后伴随自我意识和认知的发展,逐步产生羞愧、自豪、骄傲、内疚、同情、嫉妒等,如碰到陌生人时会出现害羞表情,喜欢显示自己成功,做了不对的事会感到内疚等。总之,婴幼儿情绪表现特点常为时间短暂,反应强烈,易变化,外显而真实。随着年龄的增长,儿童对不愉快因素的耐受性逐渐增加,能够有意识地控制自己,使情绪趋向稳定。

(6)意志的发展

意志是自觉地、有目的地调节自己的行为,克服困难以达到预期目的或完成任务的心理过程。新生儿无意志,但随着年龄的增长,语言、思维能力的不断提高,社会交往的增多,在成人教育的影响下,小儿的意志逐步形成和发展。在日常生活、游戏和学习过程中,应注意培养小儿的"自觉、坚持、果断、自制"等积极意志品质,增强其自制能力、责任感和独立性。

(7)性格的发展

性格是个体在客观现实中形成的稳定态度和习惯化了的行为方式。性格是重要的个性心理特征,由于每个人都有特定的生活环境和自己的心理特点,因此每个人表现在兴趣、能力、性格、气质等方面的个性各不相同。婴儿期由于一切需要均依赖成人,因此逐渐建立起对亲人的依赖性和信赖感。幼儿时期儿童已能独立行走,说出自己的需要,自我控制大小便,故有一定自主感,但又未脱离对亲人的依赖,常出现违拗言行与依赖行为交替现象。

(8)社会行为的发展

儿童的社会行为是各年龄阶段相应心理功能发展的综合表现。人类从一生下来就既是一个生物的人,又是一个社会的人,在不断的社会交往活动中,发展着自己的心理能力和社会性。我们可以从儿童情绪的社会化及社会性交往两个侧面来认识儿童社会行为的发展。

儿童情绪的社会化是在人际交往中逐渐实现的,如新生儿对成人的声音、触摸等可产生愉快反应;2个月时能注视人的脸,逗引会微笑,此时的微笑对人不加区分,也称无选择性的社会性微笑;3～4个月时出现有选择性的社会性微笑,对不同的人有不同的微笑;6～7个月时形成母婴依赖,同时可产生"分离性焦虑",并出现害怕陌生人,表现为避开目光、皱眉、紧偎母亲等;8～18个月时能分辨他人的情绪表情,并做出相应的情绪、行为反应,特别是母亲的情绪表情对婴儿有很重要的影响,婴儿的情绪及行为反应与母亲的情绪表情有很大的一致性。

儿童的社会性交往对其心理和社会性发展有着重大影响。婴儿与母亲的交往影响着婴儿认知、言语、情感、个性品质、社会性行为等方面的健康发展;婴儿与同伴交往在学习社交技能、情绪情感及认知能力的发展、婴儿个性和自我概念的形成及发展等方面有着重要意义。与同伴交往的行为是在6个月时开始出现,通常互不理睬,只有极短暂的接触,如看一看、笑一笑或抓抓同伴;12个月以内婴儿的社交行为大部分是单方面发起的;12～18个月幼儿对其周围的其他幼儿非常留心和注意,表现为微笑和大笑、发声和说话、给或拿玩具、身体接触(抚摸、轻拍、推、拉同伴等)及较大的运动(走到同伴旁边)、玩与同伴相同或类似的玩具等,目的在于引起同伴的注意,与同伴取得联系;18个月以后,幼儿的社会性游戏迅速增多。

(李美珍)

第 4 节　婴儿保健知识

一、新生儿期保健

胎儿娩出后从结扎脐带开始至出生后 28 日,称为新生儿期。新生儿为了适应子宫内外环境,自身要经历解剖生理上的巨大变化,身体各系统的功能从初建立转到成熟是这个年龄期的特点。

1. 新生儿期特点

新生儿娩出后,从子宫内生活转到外界生活,环境发生了巨大变化,但新生儿各器官的功能发育尚不成熟,对外界环境变化的适应性差,抗感染的能力弱,易患各种疾病,而且病情变化快,死亡率高。新生儿早期是由宫内过渡到外界生活的适应期,也是生命的最脆弱时期。因此,新生儿期是儿童保健的重点时期,尤其是出生后第 1 周最为重要。

2. 新生儿期保健要点

(1)出生 24 小时内保健

此时保健工作的要点为:

①注意保暖,防止发生寒冷损害。为此,产房室温宜维持在 23~27℃。衣被宜轻软(穿前预先加温),勿包裹过紧。

②保持呼吸道通畅。娩出后虽然医护人员已经及时迅速地消除婴儿口鼻腔内黏液,但离开产房后 24 小时内仍应继续严密观察,保持呼吸道通畅。为此,新生儿应侧卧或平卧,头转向一侧,不要用枕头,以利于黏液流出,防止呕吐物倒流入气管。

③清洁护理,预防感染。初生新生儿的双眼要滴 0.25% 氯霉素溶液,口鼻腔用消毒棉签蘸生理盐水或温开水轻拭,严禁挑破上腭及牙龈的上皮珠,头皮、耳后、面、颈、腋、腹股沟等处皮肤用消毒纱布蘸植物油或温开水轻轻擦净。要严防脐带残端出血或污染。

④出生后半小时内让新生儿与母亲早接触,尽早吸吮母亲的乳头。实行母婴同室,按需哺乳,以利于母婴身心健康,提高母乳喂养率。

(2)保暖

胎儿在母亲体内如同生活在温水浴中,其体温比母亲体温略高 0.5℃,无须自身调节体温。娩出后第 1 分钟,由于蒸发失热,体表温度会下降 3~4℃。出生后最初几个小时内,体温仍有下降趋势,而且受环境温度影响很大。若体温(直肠温度)降至 32℃

以下,则可能发生寒冷损害,严重者甚至发展成为硬肿症。因此要为新生儿创造适宜的环境温度,在这种温度下失热和产热平衡,直肠温度在 36.5℃,无寒冷损害迹象,手足温暖,体重增加正常。

新生儿居室的温度宜保持在 18～24℃,湿度保持在 50%～60%。冬季环境温度过低可使新生儿体温下降,体温过低可影响代谢和血液循环,故强调保暖。夏季环境温度若过高,衣被过厚及包裹过紧,又易引起发热。因此,要随着气温的高低,随时调节环境温度和衣被。保持室内卫生良好,空气新鲜,每日应至少开窗通风 2 次,每次 20～30 分钟。

(3)喂养

指导母亲按需哺乳,喂奶的时间和次数以婴儿需要为准,一昼夜不应少于 8 次。观察母亲哺乳的全过程,注意哺喂时母婴姿势、吸吮部位,指导并纠正其错误和不适宜的行为。根据婴儿体重增长和小便次数帮助母亲客观地判断其哺乳量是否充足。若体重每周增长 150g 及以上或者每月增长 600g 及以上,每日排尿 6 以上,尿液呈无色或淡黄色且无味,具备以上两点,表示哺乳充足。当母亲感到奶水不足时,应耐心对其讲授促进乳汁分泌的方法,即让婴儿有力地吸吮,吸空乳房,保证婴儿吸到富含脂肪的后奶,以利于体重增长。帮助母亲分析母乳不足的原因,不要轻易让母亲添加其他奶类。告诉母亲不要给婴儿吸吮橡皮奶头。及时发现母亲乳头异常(乳头凹陷、平坦、皲裂、胀痛等),并给予妥善处理。指导母亲哺乳期的营养、睡眠,以保证乳汁分泌充足。

(4)皮肤护理

衣服用柔软的棉布制作,要宽松不妨碍肢体活动,易穿易脱,干燥清洁,冬衣要能保暖。尿布用柔软吸水性好的棉布做成,勤换勤洗,以防红臀。婴儿包裹不宜过紧,更不宜用带子捆绑,最好使两腿自由伸屈。注意保持新生儿皮肤清洁,大便后用温水洗臀部,要常洗澡。脐蒂未脱落前要保持脐部清洁干燥,防止弄湿和污染脐带包布,可用 75% 的酒精擦拭其根部,预防脐部感染。新生儿脐带脱落后,如果有脐底渗液、脐周发红等脐部感染的征象,要及时处理。如发现红臀或颈部、腋下、腹股沟部皮肤潮红时,用鞣酸软膏或消毒的植物油等涂抹。

(5)预防感染

新生儿期尽量减少亲友探望,避免交叉感染。凡患有皮肤病、呼吸道和消化道疾病及其他传染病者,不能接触新生儿。患上呼吸道感染的母亲或家人,接触新生儿时要先戴口罩和洗手,不要对着新生儿咳嗽。必要时,母亲可用吸乳器将乳汁吸出,消毒后喂婴儿。新生儿的一切用具要经常煮沸消毒。洗脸与洗臀部的毛巾要分开。不给新生儿挤奶头,不擦口腔,不擦"马牙",以防乳腺炎和口腔感染。提醒家长不要随便自行给新生儿用药,有病应在医生的指导下治疗。此外,出生后 24 小时以内要为新生儿接种卡介苗和乙肝疫苗。

(6)感知觉刺激

新生儿出生后即有看和听的能力,味觉和嗅觉发育已经比较好,皮肤感觉在额头、眼周、手和脚心相对比较敏感。因此,出生后就应该对新生儿进行感知觉刺激,例如对他说话、唱歌、微笑,吸引他的目光追随,抚摩他全身的皮肤。

(7)新生儿访视

在新生儿期内,医务人员应根据新生儿的生理特点进行家庭访视 3～4 次,即出生后 1～2 天的初访,出生后 5～7 天的周访,出生后 10～14 天的半月访和出生后 27～28 天的月访。家访的目的是早期发现问题,及时指导处理,降低新生儿发病率。

家访内容有:①新生儿出生情况;②出生后生活状态;③预防接种情况;④喂养与护理指导;⑤体重监测;⑥体格检查,重点应注意有无产伤、黄疸、畸形、皮肤与脐部感染以及对视、听觉的检查。每次访视应有重点,根据新生儿和家庭、家长的具体情况进行有针对性的指导。每次访视后,应认真填写访视卡,待小儿满月后转至有关保健系统。对于有异常情况的新生儿要及时、正确诊断,做出决策(转院或家庭处理),并做详细记录。

(8)新生儿疾病筛查

某些先天性代谢缺陷病在新生儿出生时无典型的临床表现而易被漏诊。因此需要在新生儿期进行先天性甲状腺功能减低症、苯丙酮尿症和听力的筛查。筛查的目的是要达到早发现、早诊断、早治疗的目标。

二、婴儿期保健

从出生至满 1 周岁之前为婴儿期,又称乳儿期。此期为小儿出生后生长发育最迅速的时期,对能量和各种营养素的需求量大,因此合理喂养就显得尤为重要。

1. 婴儿期特点

(1)生长发育比出生后任何时期都快

1 岁时体重为出生时的 3 倍,身长增长 50%,头围由平均 34cm 增长至 46cm。神经精神发育也很迅速。

(2)由于生长发育快,对能量和蛋白质的需求特别大

若能量和蛋白质供给不足,就易发生营养不良和发育落后。

（3）易发生消化不良和营养紊乱

虽然热能和蛋白质需求大、进食多，但由于消化和吸收功能都未发育完善，所以易发生消化不良和营养紊乱。

（4）易患感染性疾病

从母体得到的免疫力逐渐消失，而自身后天获得的免疫力还很弱，因此易患感染性疾病。

2. 婴儿期保健要点

婴儿期保健要点包括：合理喂养，预防营养障碍与消化紊乱性疾病；增强体质，预防感染；促进情感、感知觉、语言、运动发育；定期健康检查，做好生长发育监测。

（1）合理喂养，预防营养障碍与消化紊乱性疾病

婴儿期是一生中体格发育速度最快的时期，此期对营养的需要量高，食物逐渐由流质转变为半固体、固体，并有一个断奶过渡时间，但此期小儿的胃肠道消化、吸收功能尚未完全发育成熟，出生时铁贮备在出生后 4～6 个月耗竭，所以，容易发生佝偻病、缺铁性贫血、营养不良等营养障碍性疾病和腹泻。此期提供合理、科学的喂养方法，合理的断乳方法，合理的添加辅食方法，是预防上述疾病的关键。

（2）增强体质，预防感染

此期婴儿在 6 个月后从母体中获得的天然被动免疫逐渐消失，自身后天获得的免疫力开始增长，但仍很弱，因此易患感染性疾病。所以，婴儿期的感染性疾病的发病率和死亡率仍比较高。此期应通过坚持空气浴、日光浴、水浴和被动婴儿操锻炼，合理地安排日常生活制度（见表 3-13）、保证充足的睡眠等来增强婴儿体质，同时指导完成 1 岁以内的计划免疫实施，从而预防感染性疾病的发生。

表 3-13　7 岁内儿童一天生活活动时间分配

年龄	活动时间安排（h）	白天睡眠次数	白天每次睡眠持续时间（h/次）	夜间睡眠时间（h）	总计睡眠时间（h/d）
2 个月～	1～1.5	4	1.5～2	10～11	17～18
3 个月～	1.5～2	3	2～2.5	10	17～18
6 个月～	2～3	2～3	2～2.5	10	17～18
1 岁～	3～4	2	1.5～2	10	17～18
1.5 岁～	4～5	1	2～2.5	10	17～18
3～7 岁	5～6	1	2～2.5	10	17～18

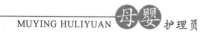
（3）促进情感、感知觉、语言、运动发育

婴儿期是感知觉、行为发育的快速期，也是情感、言语发展的关键期，其发展有赖于良好的条件刺激和合理的训练。应该根据婴儿神经精神的发育规律，结合日常生活照料，有计划、有目的地进行教养训练，如可通过对婴儿抚触、哺喂、怀抱、逗引等方法建立和增进母婴感情，按月龄结合婴儿能力训练，从而促进感知觉、行为发育，提高婴儿神经心理的发育水平。

（4）定期健康检查，做好生长发育监测

①生长发育监测（growth monitoring），是一种适合于家庭和基层儿童保健人员使用的婴幼儿保健措施。它是利用一张绘有 0～2 岁正常儿童体重曲线的生长发育监测卡，基层儿保人员定期为儿童称量体重，把历次的体重值标记在监测卡上，观察儿童的体重曲线的增长趋向，从而判断儿童的营养状况，使家长和卫生保健人员在生长监测过程中早期发现儿童营养状况的异常，早期采取干预措施，达到预防营养不良、增强儿童体质的目的。生长发育监测方法：定期测量体重，一般是 6 个月内每个月测 1 次，6～12 个月每 2 个月测 1 次，1～2 岁每 3 个月测 1 次

②定期健康检查，应按照各年龄期保健需要，定期到固定的社区儿保单位进行健康检查，通过这种连续的纵向观察可获得个体儿童的生长变化趋势和心理发育的信息，以早期发现问题、正确指导。定期健康检查的频度按儿童生长发育的速度决定，年龄小的儿童检查间隔时间短，以便及时发现生长发育的变化、防止发生生长偏离。体格检查时间为：1 岁以内的婴儿在 3、6、9、12 个月时各检查 1 次，共 4 次；1～2 岁小儿每半年检查 1 次，每年 2 次；3～6 岁小儿每年检查 1 次。这种定期检查简称"四二一"体检。高危儿、体弱儿宜适当增加检查次数。

定期健康检查内容为：体格测量及评价，3 岁后每年测视力、血压一次；询问个人史及既往史，包括出生史、喂养史、生长发育史、预防接种、疾病情况、家庭环境与教育等；全身各系统检查；常见病的定期实验室检查，如缺铁性贫血、寄生虫病等，对临床可疑佝偻病、微量元素缺乏、发育迟缓等疾病应做相应的筛查实验。

三、儿童心理卫生

儿童心理卫生健康包括身体和精神心理两个方面，儿童的保健水平直接关系到国家和民族的未来，保健工作不仅要保证小儿在体格方面茁壮成长，还必须按照其中枢神经生理功能发育特点进行正确引导、教养，使小儿具有乐观、豁达、积极问上、勇于克服

困难和适应社会的良好素质。

1. 生活习惯的培养

(1)睡眠习惯

应自幼培养儿童有规律的睡眠习惯:

①1～2个月的小婴儿尚未建立昼夜生活节律,胃容量小,可夜晚哺乳1～2次,但不应含奶头入睡;3～4个月后逐渐停止夜间哺乳、延长夜间睡眠时间;

②儿童居室的光线应柔和,睡前避免过度兴奋,婴儿应有自己的、放在固定位置的床位,使睡眠环境稳定;

③保证充足睡眠时间,不要任意改变儿童的睡眠时间;

④婴儿可利用固定乐曲催眠入睡,不拍、不摇、不可用喂哺催眠,对幼儿可用低沉声音重复讲故事帮助其入眠。

(2)进食习惯

从婴儿期就应注意训练儿童进食能力,培养良好的进食习惯。

①随年龄的增长,夜间哺乳会影响婴儿白天的食欲,给添加辅食与断离母乳造成困难,故在3～4个月月龄后就应逐渐停止夜间哺乳;

②4～6个月的婴儿可添加辅食,使其适应多种食物的味道,减少以后挑食、偏食的发生,同时应训练其用勺进食,7～8个月后学习用杯喝奶、水,以促进吞咽、咀嚼及口腔协调动作的发育;

③9～10个月的婴儿开始有主动进食的要求,可先训练其自己抓取食物的能力,尽早让小儿学习自己用勺进食,促进眼、手协调动作发展,并有益于手指肌肉发育,同时也使儿童的独立性、自主性得到发展。

(3)排便习惯

随食物性质的改变和消化功能的成熟,婴儿大便次数逐渐减少到每日1～2次时,便可开始训练坐便盆、定时排大便;当儿童会走路,有一定表达能力、能听懂成人语言时,就可训练控制大小便。一般1岁左右的儿童已可表示便意,2～3岁后夜间可不排尿。用尿布不会影响控制大小便能力的培养。

(4)卫生习惯

从婴儿期起就应培养良好的卫生习惯,定时洗澡、勤换衣裤,用尿布保护会阴皮肤清洁,不随地大小便。在乳儿哺乳或进食后可喂给少量温开水清洁口腔,不可用纱布等擦抹以免擦伤口腔黏膜和牙龈。2～3岁以后培养小儿自己早晚刷牙、饭后漱口、食前便后洗手,不吃生水和未洗净的瓜果,不食掉在地上的食物,不随地吐痰,不乱扔瓜果纸屑的习惯。

2. 社会适应性的培养

从小培养儿童有良好的适应社会的能力是促进儿童健康成长的重要内容之一。儿童的社会适应性行为是各年龄阶段相应神经心理发展的综合表现,与家庭经济,育儿方式,儿童性别、性格、年龄密切相关。

(1)独立能力

应在日常生活中培养婴幼儿的独立能力,如自行进食、控制二便、独自睡觉、自己穿衣鞋等;年长儿则应培养其独立分析、解决问题的能力。

(2)控制情绪

儿童控制情绪的能力与语言、思维的发展和成人的教育有关。婴幼儿的生活需要依靠成人的帮助,父母及时应答儿童的需要有助于儿童心理的正常发育,否则可能会产生消极的行为问题。儿童常因要求不能满足而不能控制自己的情绪,或发脾气,或发生侵犯行为,故成人对儿童的要求与行为应按社会标准或予以满足,或加以约束,或预见性地处理问题,减少儿童产生消极行为的机会。用诱导方法而不用强制方法处理儿童的行为问题可以减少对立情绪,有利于儿童控制力的发展。

(3)意志

在日常生活、游戏、学习中应该有意识地培养儿童克服困难的意志,增强其自觉、坚持、果断和自制的能力。

(4)社交能力

从小给予儿童积极愉快的感受,如喂奶时不断抚摸孩子;与孩子眼对眼微笑说话,常抱孩子,摇动着说话、唱歌;孩子会走后,常与孩子做游戏、讲故事,这些都会增加孩子与周围环境和谐一致的生活能力。注意培养儿童之间相互友爱,鼓励孩子帮助朋友,培养善良的品德;教育孩子在游戏中学习遵守规则,团结友爱,互相谦让,学习与人交流,增进其语言交流能力。

(5)创造能力

人的创造能力与想象能力密切有关。通过游戏、讲故事、绘画、听音乐、表演、自制小玩具等可以发挥儿童的智慧;启发式地向儿童提问题,引导儿童自己去发现问题和探索问题,可促进儿童想象力的发展,发挥儿童的智慧。

3. 父母和家庭对儿童心理健康的作用

父母的教养方式、管理态度和与小儿的亲密程度等与儿童个性的形成及适应社会的能力的发展密切相关，从小与父母建立相依感情的儿童，日后会有良好的社交能力和人际关系；父母及时对婴儿的咿呀学语做出应答可促进儿童的语言和社会性应答能力的发展；婴儿期与母亲接触密切的儿童的语言能力和智能发育较好。父母采取民主方式教育的儿童善与人交往，机灵、大胆而有分析思考能力；反之，父母要求过严，常打骂儿童，则儿童缺乏自信心、自尊心，持强性和紧张性高，对人缺乏感情，他们的戒备心理往往使他们对他人的行为和意图产生误解；父母过于溺爱的儿童缺乏独立性、任性、情绪不稳定。因此，父母应了解不同年龄阶段儿童的心理发育特点，理解儿童的行为，以鼓励的正面语言教育为主，对儿童的不良行为应及时说服抑制；父母更应提高自身的素质，言行一致，以身作则教育儿童。

四、计划免疫

计划免疫是根据小儿免疫特点和传染病的疫情监测情况所制定的免疫程序，通过有计划地使用生物制品进行人群预防接种，以提高人群的免疫水平，达到控制以至最终消灭相应传染病的目的。

1. 计划免疫程序

我国卫生部（现卫生和计划生育委员会）规定，儿童必须在1周岁以内完成卡介苗、脊髓灰质炎疫苗、百白破混合制剂、麻疹减毒活疫苗4种制品的全程接种（见表3-14）。近年来乙型肝炎疫苗也已在全国推广接种。根据流行地区和季节，或根据家长自己的意愿，有时也进行乙型脑炎疫苗、流行性脑脊髓膜炎疫苗、风疹疫苗、流感疫苗、腮腺炎疫苗、甲型肝炎病毒疫苗等的接种。

2. 预防接种禁忌证

预防接种前应了解儿童有无过敏史及禁忌证，各种生物制品都有接种的禁忌证。为减少异常反应，对有过敏史及禁忌证的儿童不接种或暂缓接种。禁忌证分为相对禁忌证、绝对禁忌证和特殊禁忌证。相对禁忌证指正患活动性肺结核、腹泻、发热、急性传染病等，待病情缓解，恢复健康后即可接种。特殊禁忌证是指某一种生物制品特有的，不是所有生物制品都不能接种，如结核患者不能接种卡介苗，有惊厥史的小儿不能接种百白破。绝对禁忌证是指任何生物制品都不能接种的，如有明确过敏史者，患有自身免疫性疾病、恶性肿瘤、神经病、精神病、免疫缺陷等。

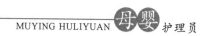

表 3-14　计划免疫程序

年龄	接种疫苗		
出生	卡介苗		乙型肝炎疫苗
1 个月			乙型肝炎疫苗
2 个月	脊髓灰质炎疫苗		
3 个月	脊髓灰质炎疫苗	百白破混合制剂	
4 个月	脊髓灰质炎疫苗	百白破混合制剂	
5 个月		百白破混合制剂	
6 个月			乙型肝炎疫苗
7 个月			
8 个月	麻疹减毒活疫苗		
1.5 岁～2 岁		百白破混合制剂复种	
4 岁	脊髓灰质炎疫苗复种		
7 岁	麻疹减毒活疫苗复种	百白破混合制剂复种	
12 岁			乙型肝炎疫苗复种

3. 预防接种的反应及处理

生物制品是指用微生物及其毒素、酶，人或动物的血清、细胞等制备的供防治疾病和诊断用的制剂。预防接种的免疫制剂属于生物制品，对人体来说是一种外来刺激，活菌苗、活疫苗的接种实际上是一次轻度感染，死菌苗、死疫苗对人体是一种异物刺激。因此，生物制品在接种后一般都会引起不同程度的局部和（或）全身反应。接种反应一般可分为正常反应和异常反应两种。

（1）正常反应

①局部反应：一般在接种疫苗后 24 小时左右局部发生红、肿、热、痛等现象。红肿直径在 2.5cm 以下者为弱反应，2.6～5cm 者为中等反应，5cm 以上者为强反应。强反应有时可引起局部淋巴结肿痛，应进行热敷。

②全身反应：表现为发热，体温在 37.5℃左右为弱反应，37.6～38.5℃为中等反应，38.5℃以上为强反应。除体温上升外，极个别的有头痛、呕吐、腹泻、腹痛等症状。

目前所使用的防接种制剂绝大多数局部反应和全身反应都是轻微的、短暂的，不需要做任何处理，经过适当休息，第 2 日就可以恢复正常。中等度以上的反应是极少的。全身反应严重者，可对症处理，高热、头痛者可以口服解热镇痛剂。

（2）异常反应

异常反应一般比较少见。主要是晕厥，多发生于空腹、精神紧张的儿童。一旦发生,应让儿童立即平卧,密切观察脉搏、心率、呼吸、血压,给温开水或糖水喝,一般可在短时间内恢复正常。否则疑为过敏性休克,立即皮下注射 1:1000 肾上腺素,剂量是每次 0.01～0.03mg/kg,同时使用糖皮质激素等药物进行抢救。

(马腹婵)

本章思考题

1. 新生儿一般在出生后几小时内排大小便?

2. 新生儿生理性黄疸的出现时间和消退的时间约几天?

3. 正常新生儿出生体重和身高约为多少?

4. 新生儿为什么容易发生溢乳?

5. 为什么宝宝要注意皮肤的清洁?

6. 宝宝身长 65cm,可独坐一会,会用手摇玩具,能认出熟人和陌生人,可能的年龄是?

7. 如何为新生儿保暖?

8. 新生儿皮肤护理应注意哪些问题?

9. 如何预防新生儿感染?

10. 婴儿期的保健要点有哪些?

11. 如何培养婴儿良好的生活习惯?

12. 预防接种的反应及其处理措施有哪些?

第4章　营养与烹饪基础

第1节　营养基础知识

人体所需的营养素包括蛋白质、碳水化合物、脂类、矿物质、维生素、膳食纤维和水。营养素要求全面平衡，以满足机体的需要，缺乏任何一种营养素，都会对机体的健康产生影响。

一、热能

人体为维持各种生理功能和从事体力活动，每日都需要一定的能量。食物中的蛋白质、脂肪、碳水化合物经消化、吸收、代谢后提供了我们所需要的能量，被称为三大产能营养素。这些物质在体内进行生物氧化释放的热能一部分用于维持体温和向外环境中散发，另一部分则以腺苷三磷酸（ATP）形式储存起来。

1. 热能单位

能量单位，以前习惯用"卡"或"千卡"，现在国际上通用的能量单位是"焦耳""千焦"或"兆焦"等。其换算关系为：

$$1 \text{千卡(kcal)} = 4.187 \text{千焦(kJ)}$$
$$1 \text{千焦(kJ)} = 0.239 \text{千卡(kcal)}$$

每克碳水化合物、脂肪、蛋白质在体内氧化有效产能分别为 4、9 及 4kcal。

2. 人体热能消耗

人体热能消耗可分为四部分：基础代谢消耗、食物特殊动力作用消耗、从事各种活动的热能消耗、特定人群的生长发育。

（1）基础代谢消耗

基础代谢的热能消耗，是人体在清醒、安静及空腹状态下，维持基本的生命活动所进行的热能消耗，亦称基础代谢。基础代谢不仅和人的性别、年龄、胖度有关，还与高级神经活动、内分泌状态、外界气候等因素有关。一般情况下,成年男子每公斤体重每小时大约消耗热能为 1kcal。妇女基础代谢率比男子低 2%～12%,老年人比中年人低 10%～15%。肥胖者较瘦弱者基础代谢率低。妇女在月经期的基础代谢率增高 2%～5%;妊娠 6 个月至分娩前的基础代谢增高 7.6%。高温状态或低温状态下基础代谢率高于常温状态下基础代谢率。

（2）食物特殊动力作用消耗

人体在摄食过程中,由于要对食物中营养素进行消化、吸收、代谢等,需要额外消耗能量,同时引起体温升高和散发能量。这种因摄食而引起能量的额外消耗称为食物热效应,又称食物特殊动力作用。人体用来处理食物即混合食物消耗的能量约占人体总能量需要的 10%,其中蛋白质的特殊动力作用消耗最大,相当于全身所供热能的 30%,脂肪为 4%～5%,碳水化合物为 5%～6%。

（3）从事各种活动的热能消耗

指从事各种活动,包括体力劳动和脑力劳动所消耗的热能,它是人体热能消耗的主要部分,它直接受活动强度及活动时间的影响,活动强度越大,时间越长,消耗能量就越多,如重体力劳动,每小时所消耗的热能为 150～300kcal,轻体力劳动只有 75kcal。

（4）特定人群的生长发育

成人能量的消耗包括基础代谢、体力劳动、食物特殊动力作用三部分,但对于正在生长发育的婴幼儿、儿童和青少年还应包括生长发育所需的能量。新生儿按每公斤体重计算,相对于成人多消耗 2～3 倍能量;3～6 个月婴儿,每日所摄入热能的 15%～23%用于机体的生长发育。成人也有类似情况,如孕妇除供给胎儿的生长发育所需能量外,自身器官和生殖系统的进一步发育也需要能量,如在哺育过程中,乳汁的分泌也需要能量。

二、碳水化合物

1. 碳水化合物的作用

（1）供给热能

碳水化合物的来源丰富,是最为经济的供能物质。人们称糖为生命的燃料,人体每天有 60%～70%的能量由糖来提供。1 克糖在体内充分氧化可放出 4kcal 的热能。糖原是肌肉和肝脏内碳水化合物的储存形式,肝脏约储存机体内 1/3 糖原。当肝糖原充足时,肝脏的解毒能力较强。当机体需要时,肝脏中的糖原分解为葡萄糖进入血液循环,调节血糖的正常水平,提供机体尤其是心脏、大脑和神经组织需要的能量。

（2）构成身体组织

碳水化合物在体内仅占人体干重的 2% 左右,如结缔组织中的黏蛋白、神经组织中的糖脂及细胞膜表面具有信息传递功能的糖蛋白等都含有碳水化合物。

（3）节约蛋白质

当体内碳水化合物供给不足时,机体为了满足自身对葡萄糖的需要,会通过糖原异生作用产生葡萄糖。这里主要动用体内蛋白质,甚至是器官中的蛋白质,如肌肉、肝、肾、心脏中的蛋白质,从而对人体及各器官造成损害。摄入足够的碳水化合物,可以防止体内和膳食中的蛋白质转变为葡萄糖,即节约蛋白质。

（4）抗生酮作用

脂肪在体内被彻底分解需要葡萄糖的协同作用。若碳水化合物摄入不足,脂肪酸就不能被彻底氧化分解,就会产生酮体,过多的酮体会导致酮血症,影响身体健康,所以体内充足的碳水化合物可以起到抗生酮作用。专家建议人体每日至少需要 50～100g 的碳水化合物。

2. 碳水化合物的食物来源

膳食中碳水化合物主要来源于粮谷类、薯类和根茎类蔬菜。一般粮谷类中碳水化合物的含量为 70%～80%、薯类为 15%～29%、根茎类蔬菜为 10%～30%、大豆为 25%～30%、其他豆类为 40%～60%。

中国营养学会建议糖类供能以占总能量的 55%～65% 为宜。应当避免碳水化合物占总能量的比例较低,而脂肪占总能量的比例较高的现象。碳水化合物的来源应以淀粉为主,少摄入单糖、双糖,因为单糖和双糖吸收迅速,过量摄入易转化为脂肪和胆固醇,引起肥胖和血脂升高。

【相关链接】

在天然的水果、蔬菜中,有少量糖醇类物质。糖醇类物质在体内消化、吸收速度慢,且不被发酵,因此不会导致肥胖和龋齿,尤其适合于糖尿病患者,现已被广泛添加到食品中,最常用的糖醇有山梨醇、甘露醇、木糖醇和麦芽糖醇等。

三、脂类

脂类是脂肪和类脂的总称。膳食中的脂肪主要为中性脂肪,即甘油三酯。类脂主要有磷脂和胆固醇等。

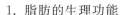

1.脂肪的生理功能

(1)储存和供给能量

人体从食物中获得的脂肪,经消化、分解、吸收与合成,小部分储存于体内,大部分经血液输送至肝脏及全身细胞慢慢氧化,生成二氧化碳和水,并放出热能。脂肪是体内产能最高的营养素,每克脂肪在体内氧化产生 9kcal 的能量,是碳水化合物和蛋白质体内代谢产能的两倍多。从孕中期,脂肪开始在孕妇的腹壁、背部、大腿及乳房等部位存积,为分娩和产后哺乳进行必要的能量储存。妊娠 24 周时,胎儿也开始储备脂肪。

(2)机体重要构成成分

机体皮下储存一定量的脂肪,具有保温、隔热、滋润皮肤、支持周围组织的作用,保护内脏器官免受损害。另外,细胞膜中含有大量的脂肪酸,是细胞维持正常结构和功能不可缺少的重要成分。脂肪是构成脑神经组织的重要成分,必需脂肪酸缺乏时,可推迟脑细胞的分裂增殖以及髓鞘化。

(3)节约蛋白质

脂肪不仅可以提供能量,而且还可以帮助机体更有效地利用碳水化合物,从而节约蛋白质,使蛋白质不被当作热源消耗而发挥其他重要的生理功能。

(4)提供必需脂肪酸

必需脂肪酸主要存在于植物油中,动物脂肪含必需脂肪酸较少。体内缺乏必需脂肪酸,会出现生长发育迟缓,易患各种皮肤病、不孕症等,产妇会出现乳汁分泌不足。必需脂肪酸还有降低血中胆固醇、防止动脉粥样硬化的作用。

(5)提供脂溶性维生素并促进其吸收

脂肪是脂溶性维生素的重要食物来源,如小麦胚芽油、玉米油、芝麻油中富含维生素 E 等脂溶性维生素,并且脂溶性维生素 A、D、E、K 等不溶于水而溶于脂肪,当人体摄取脂肪时,食物中的脂溶性维生素也一起被吸收。当饮食中缺乏脂肪时,体内的脂溶性维生素也会缺乏。

2.磷脂

磷脂是含磷酸的脂类,主要存在于脑组织、神经组织和骨髓,以及心、肝、肾等器官中,蛋黄、植物种子及大豆中也含有丰富的磷脂。最重要的磷脂是卵磷脂和脑磷脂。

磷脂是构成细胞膜的重要成分,帮助脂类或脂溶性物质(如脂溶性维生素、激素等)顺利通过细胞膜。磷脂在胆汁中与胆盐、胆固醇形成微胶粒,有利于胆固醇的溶解和排泄。如果机体缺乏磷脂会造成细胞膜结构受损,出现毛细血管脆性增加和通透性增加,而皮肤细胞对水的通透性增高将引起水代谢紊乱和产生皮疹等。

3. 胆固醇

胆固醇是构成细胞膜的重要成分,人体内的胆固醇存在于细胞中,如果没有胆固醇,细胞的生长、分裂、更新等一系列生理功能将无法进行。另外,胆固醇还是人体内许多重要活性物质如性激素(睾酮)、胆汁、维生素、肾上腺素等的合成原料。

人体内的胆固醇来源于两方面:一是肝脏合成(内源性胆固醇);二是外源性胆固醇,即来源于动物性食物,如蛋黄、脑、内脏等。植物性食物中不含胆固醇,但有的植物性食物含有固醇,即植物固醇,如存在于大豆中的豆固醇、谷物中的谷固醇、香菇中的麦角固醇等。植物性食物中的植物固醇不仅不易被肠道吸收,而且还可抑制肠道对胆固醇的吸收。

胆固醇是引起动脉粥样硬化的重要因素,长期大量摄入胆固醇会引起血清胆固醇升高,造成高胆固醇血症,是导致冠心病的重要因素。所以对于已患有高胆固醇血症的患者,应当限制胆固醇的摄入量。对健康人来讲,胆固醇也应限量,一般成人胆固醇的摄入量每日不宜超过 300mg。

4. 脂肪食物来源

脂肪应注意从动物油和植物油中分别摄入。一般我们日常饮食中肉类、奶类、蛋类含有较多的动物脂肪,因此不必再食用动物油。植物油所含的必需脂肪酸远比动物脂肪丰富,如豆油、花生油、菜籽油、芝麻油等,此外,平常还可吃一些花生仁、核桃仁、葵花籽、芝麻等,它们也是油脂含量较高的食物。

四、蛋白质

蛋白质是构成细胞的主要原料,是生命的基础。蛋白质分子中含有碳、氢、氧和氮,而碳水化合物及脂肪中只含碳、氢、氧,并不含氮。蛋白质是人体唯一的氮来源,是其他营养素所不能代替的。

1. 蛋白质的生理功能

(1)修补和构成机体组织

人体组织中的蛋白质始终处于合成和分解的动态平衡之中,每日约 3% 的蛋白质进行代谢更新,其中大部分用于合成新的组织蛋白质,只有一小部分分解成脲及其他代谢产物排出体外。蛋白质的合成代谢速度随年龄不同而异,其中婴幼儿和儿童的蛋白质代谢速度最快。蛋白质对小儿神经细胞的生长发育有重要意义,生长发育需要从食物中获得蛋白质,故婴儿时期供给优质蛋白质便显得更为重要,而且是一个不能错过的重要时期。

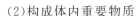

(2)构成体内重要物质

人体内的各种化学反应几乎都是在催化剂——酶的参与下进行的,所有的酶都是蛋白质。蛋白质也是抗体和某些激素的主要构成成分,具有催化、运载、调节、收缩和免疫等生物学功能,并维持体内渗透压和酸碱平衡。此外,血液的凝固、视觉的形成、人体的运动等都与蛋白质有关。

(3)供给能量

每克蛋白质在体内完全代谢能产生 4kcal 能量,可用于维持体温,促进代谢物的合理活动需要。

2. 蛋白质食物来源

蛋白质广泛存在于食物中。动物性食物(如肉、鱼、蛋、奶)的蛋白质含量高(10%～20%)、质量优、利用率高,尤其是鸡蛋蛋白属于优质参考蛋白。植物性食物,谷类和薯类的蛋白质含量分别为 6%～10% 和 2%～3%,质量不及动物性食物,属于非优质蛋白。但由于其是人们的主食,故仍是蛋白质的重要来源。植物性食物中,大豆的蛋白质含量较高(20%～40%),是唯一能够代替动物蛋白的植物蛋白,属优质蛋白质。除此之外大豆还含有多种活性成分,是一种很好的蛋白质来源。在蛋白质的摄取过程中应兼顾各种蛋白质的营养特性,扬长避短,适当搭配,尤其应注意蛋白质的互补作用。

3. 蛋白质摄入量

蛋白质摄取过多或过少,都会对人体产生不良影响,学者按照人们的生活需要,规定每千克体重需要蛋白质摄入量为:成人 1.2g,儿童 1.5～2g,婴儿 2.5g,平均为 1.7g,哺乳妇女 2g。

五、矿物质

人体内含有的各种元素,除了碳、氢、氧、氮主要以有机化合物形式存在外,其余各种元素统称为无机矿物质,按含量的多少可分为常量元素(钙、镁、钾、钠、磷、硫、氯等)和微量元素(铁、锌、碘、硒、氟、铜、钼、锰、铬、镍、钒、锡、硅、钴等)。下面就对一些矿物质的功能、缺乏症、食物来源做一阐述。

1. 钙

(1)生理功能

①构成骨骼和牙齿:钙为骨骼的主要成分,由于骨骼不断地更新,故每日必须补充相当量的钙才能保证骨骼的健康成长和功能维持。

②维持神经肌肉的正常兴奋性:神经肌肉的兴奋、神经冲动的传导和心脏的正常搏动都需要钙。当血浆钙离子明显下降时,可引起手足抽搐,甚至惊厥。

③维持细胞膜和毛细血管的正常功能:只有钙离子与卵磷脂密切结合,才能维持毛细血管和细胞膜的正常通透性和功能。

④凝血因子之一,参与血液凝固过程。

⑤作为第二信使,调节机体各种生理活动。

(2)缺乏症

人体缺钙,会患佝偻病及软骨病、骨质疏松症、血浆中含钙量若低于正常量的10%,即会出现心跳加快、心律不齐、手足抽搐等。钙代谢紊乱,则会出现骨质硬化症,甚至软组织也会出现钙的沉积或骨化。

(3)供给量

我国人群中钙缺乏的发生率较高,这与膳食中的钙量不足、质量差以及钙吸收率受众多因素影响有关。中国营养学会推荐成人每日膳食中钙的供给量为800mg,儿童少年、孕妇、乳母和老年人的供给量应相应提高。大量出汗使体内钙的排出增加,故运动员的钙供给量也应相应提高。

(4)食物来源

钙的最理想来源是奶及奶制品,奶中不仅含钙丰富,而且吸收率高。动物性食物中蛋黄、鱼、贝类和虾皮等含钙量也高。植物性食物以干豆类含钙量丰富,此外绿叶蔬菜也含有丰富的钙。但有的蔬菜,如苋菜、菠菜等同时含草酸较多,会形成难溶性的草酸钙而影响钙的吸收。谷类(尤其是荞麦和燕麦)含一定量的钙,但同时又含较多的植酸和磷酸盐,能与钙生成难溶的正磷酸钙,故不是钙的良好来源。

钙含量较高的食物见表4-1。

表 4-1　钙含量较高的食物

单位:mg/100g

名称	海参	牛乳粉	虾皮	鸡蛋粉	冰激凌
含量	6301	1075	1037	954	912
名称	黑芝麻	乳酪	虾米	海带	紫菜
含量	912	799	683	445	422
名称	芹菜(叶)	大豆	木耳	花生仁(炒)	海蜇皮
含量	366	367	295	284	266
名称	素鸡	豆腐	腐竹	酸奶	带鱼
含量	256	250	249	212	195

2. 铁

(1)生理功能与缺乏症

①铁是肌红蛋白和血红蛋白的组成成分,在人体内血红蛋白担负了 O_2 和 CO_2 运输的功能,肌红蛋白在肌肉中转运和储存氧,在肌肉收缩时释放氧以满足代谢的需要。含铁的细胞色素和一些酶类,参与体内一些物质的氧化降解和能量释放。

②催化 β-胡萝卜素转化为维生素 A,参与胶原的合成,并促进抗体的产生,增强机体免疫力。

铁缺乏可引起缺铁性贫血。缺铁性贫血是世界性医学和公共卫生学的重要问题之一。

(2)供给量与食物来源

成年男人约 15mg/d,成年女子约 20mg/d。膳食中铁良好来源是动物肝脏和全血,肉类和鱼类中含铁量也高,植物性食物中以绿叶蔬菜、花生、核桃、菌藻类、黑木耳等含铁量较丰富。含铁丰富的食物见表 4-2。

表 4-2　部分食物的含铁量　　　　　　　　　单位:mg/100g

食品	籼米	标面粉	黄豆	黑豆	绿豆	腐竹	淡菜
含铁量	2.3	3.5	8.2	7.0	6.5	16.5	12.5
食品	香菇	木耳	紫菜	海菜	发菜	苋菜	芥菜
含铁量	10.5	97.4	54.9	4.7	99.3	5.4	1.5
食品	瘦猪肉	猪肝	牛肉	牛肝	鸡肝	鸡蛋	鸡蛋黄
含铁量	3.0	22.6	3.2	9.0	12.0	2.3	6.1

植物性食物中铁多为 Fe^{3+},吸收率多在 10% 以下。动物性食物的铁为血红素铁,吸收率较植物性食物高,而蛋中铁的吸收率仅为 3%。食物中铁的吸收率见表 4-3。

表 4-3　食物中铁的吸收率　　　　　　　　　单位:%

食品	大米	黑豆	小麦
吸收率	1	3	5
食品	大豆、蔬菜	鱼肉	血
吸收率	7	11	12
食品	肝脏、肉类	蛋类	
吸收率	22	3	

必要时可通过铁强化食物和铁剂补充铁,但必须慎重,因为过量的铁在体内积蓄可造成铁中毒,对健康有害。一般通过正常膳食营养补铁不会引起铁中毒。

3. 锌

(1)生理功能及缺乏症

①锌是许多金属酶的组成成分或一些酶的激活剂:锌参与 DNA 和蛋白质的合成。锌缺乏可导致 DNA、RNA 和蛋白质的合成停滞,因而引起细胞分裂减少,从而影响胎儿的生长发育和性器官的正常发育,如形成侏儒症。

②增强机体免疫力:锌能促进淋巴细胞有丝分裂,T 细胞为锌依赖细胞,锌促使 T 细胞的功能增强,补体和免疫球蛋白增加,也促使免疫力和抗衡自由基侵袭的能力增强。

③加速创伤愈合:锌为合成胶原蛋白所必需,故能促进皮肤和结缔组织中胶原蛋白的合成,加速创伤、溃疡、手术伤口的愈合。

④促进维生素 A 代谢,保护夜间视力:锌为视黄醛酶的成分,该酶促进维生素 A 合成和转化为视紫红质,故缺锌时,暗适应能力下降,夜间视力受影响。

⑤改善味觉,促进食欲:唾液蛋白是一种味觉素,也是含锌的蛋白质,当机体缺锌时,此种蛋白质合成减少,将影响味觉和食欲。

⑥提高智力:锌是胱氨酸脱羧酶的抑制剂,也是脑细胞中含量最高的微量元素,它使脑神经兴奋性提高,思维敏捷。

(2)供给量与食物来源

正常成人每日为 15.5mg 或每公斤体重 0.3mg。锌的最佳来源是海产品中的蛤贝类,肉类、蛋类、豆类、菇类、坚果类等食物中锌含量也较丰富。而谷类食品不仅含锌量较低,而且因为有较多的纤维素和植酸而降低了锌的吸收率。

4. 碘

(1)生理功能与缺乏症

碘在体内参与甲状腺素的合成,甲状腺素对蛋白质的合成、能量代谢、水盐代谢有重要影响。因此,碘与机体正常生长发育有密切关系。成人缺碘可引起甲状腺肿(地方性甲状腺肿大),儿童缺碘可患呆小症。

(2)供给量与食物来源

成人每日需碘量是 $100\sim300\mu g$,在地方性甲状腺肿流行区还应额外补充碘。机体所需的碘可以从饮水、食物及食盐中取得,这些物质中的含碘量主要取决于各地区的生物、地质、化学状况,一般情况下,远离海洋的内陆山区,其土壤和空气中含碘较少,水和食物中含碘量也不高,因此,可能成为地方性甲状腺肿高发区。碘的重要食物来源是海产品,因此,经常吃含碘丰富的海藻、紫菜、海鱼等海产品可预防疾病的发生。

5. 硒

(1)生理功能及缺乏症

①维持细胞膜结构和功能的完整性:有抗氧化作用,清除细胞内的过氧化物,从而保护细胞膜使其不受过氧化物的损害。

②预防克山病和大骨节病:克山病是一种以心肌坏死为特征的地方性心脏病,此病因 1938 年在黑龙江克山县发现故称之。1973 年,我国学者从心肌中分离得到了一种硒蛋白,也揭开了硒为心肌代谢不可缺少的奥秘。大骨节病为慢性畸形性骨关节病,主要侵犯四肢骨和关节,病人指短,关节增粗,有时肘关节不能完全伸直。以上两种病用亚硒酸钠预防和治疗可收到良好的效果。

③促进免疫球蛋白合成,增强机体免疫功能。

④抗肿瘤作用:硒具有调节癌细胞的增殖、分化及使恶性表型逆转的作用,并能抑制癌细胞浸润、转移以延缓肿瘤的复发。因此其对多种癌有一定的预防和辅助治疗的作用。调查结果表明,硒与癌症的发病率呈负相关。

⑤抵御毒物对人体的危害作用:硒与金属有很强的亲和力,在体内与金属,如汞、甲基汞、铜及铅等结合形成金属硒蛋白复合物而解毒,并使金属排出体外。动物实验还发现硒有降低黄曲霉素的急性损伤,降低肝中心小叶坏死的程度和死亡率的作用。

⑥促进生长和保护视觉器官的健全功能:实验表明硒为生长与繁殖所必需,缺硒可致生长迟缓。白内障患者与糖尿病性失明者补充硒后,发现视觉功能有改善。

(2)供给量与食物来源

正常成人每日需硒量约 $50\mu g$。可耐受最高摄入量为 $400\mu g/d$。食物中以海产品、蛋、肾、肉、大米及其他谷粮含硒较多,而蔬菜、水果含量较低。食品中含硒量不仅与产地有关,也与食品加工有关。贫硒区的粮食和蔬菜缺硒是导致人体缺硒的地方性疾病的首因。硒能取代活性物质中的硫,而抑制某些酶的活性,故硒过多会引起中毒,表现为脱发、脱甲、乏力以及一些精神症状等,因此硒是人体中需要量最少的必需元素,也是毒性最大的元素。

六、维生素

维生素是维持人体正常生命活动所必需的一类有机化合物。维生素的种类繁多、结构各异,理化性质和生理功能也各不相同,通常按其溶解性质分为脂溶性维生素和水溶性维生素两大类。脂溶性维生素包括维生素 A、D、E、K,在食物中常与脂类一起,在吸收过程中与脂类相伴进行,可贮存于脂肪组织和肝脏,故过量可引起中毒。水溶性维生素有 B 族维生素(维生素 B_1、B_2、B_3、B_6、B_{12},泛酸,叶酸,生物素)和维生素 C,易溶于水,在食物清洗、加工、烹调过程中处理不当易损失,在体内仅有少量贮存,易排出体外。

1. 维生素 A

天然维生素 A 只存在于动物性食物中。植物体内所含的 β-胡萝卜素,进入机体可转变为维生素 A,因此 β-胡萝卜素又称维生素 A 原,在人体可发挥维生素 A 的作用。

(1)生理功能及缺乏症

①维持正常视觉功能:视网膜上感光物质视紫红质,是由维生素 A 和视蛋白结合而成的,具有感受弱光的作用,能使人在暗处看清物体。如果维生素 A 缺乏,视紫红质合成不足,对弱光敏感度降低,使暗适应时间延长,就会产生视力低下和夜盲症(古称雀目)。

②维持上皮组织结构的完整和健康:维生素 A 是维持上皮细胞的生理完整性的重要因素。缺乏维生素 A 时,上皮细胞分泌黏液的能力丧失,出现上皮干燥、增生及角化、脱屑,尤其以眼、呼吸道、消化道、尿道等上皮组织受影响最为明显。由于上皮组织不健全,机体抵抗微生物侵袭的能力降低而易感染疾病。如果泪腺上皮受波及,会造成眼干燥症,患者眼结膜和角膜上皮组织变性,泪腺分泌减少,可发生结膜皱纹,结膜失去正常光泽,混浊、变厚、变硬,角膜基质水肿,角膜表面粗糙、混浊、软化、溃疡、糜烂、穿孔;患者常感眼睛干燥,怕光、流泪、发炎、疼痛,发展下去可致失明。

③促进生长发育:具有类固醇激素的作用,影响细胞分化,促进生长发育。维生素 A 能维持成骨细胞与破骨细胞之间的平衡,维持骨的正常生长。缺乏时可引起生长停顿、发育不良,骨质向外增生,并干扰邻近器官以及神经组织等。孕妇缺乏维生素 A 可导致胚胎发育不全或流产。

④抗氧化和抗癌作用:维生素 A 和 β-胡萝卜素能捕捉自由基,故是在体内起重要作用的抗氧化剂。近年来研究证明,维生素 A 与视黄醇类物质能抑制肿瘤细胞的生长与分化而起到防癌、抗癌作用。此外,维生素 A 与抗疲劳有关。

必须指出,维生素 A 虽然对维持机体健康有重要作用,但不是越多越好。长期摄入过量的维生素 A 可以引起维生素 A 过多症,如日摄入量超过 150mg 可引起中毒症状,表现为厌食、头发稀疏、皮肤瘙痒、肝大、肌肉僵硬等。维生素 A 过多症多数是由摄入纯维生素 A 引起,通过食物摄取维生素 A 不易引起维生素 A 过多症。

(2)供给量

中国营养学会 2000 年提出的中国居民膳食维生素 A 参考摄入量(RNI),成人男性为 800μg RE,女性为 700μg RE,可耐受最高摄入量(UL)为 3000μg RE。供给量中至少应有 1/3 来自维生素 A,其余 2/3 可来自 β-胡萝卜素。摄入维生素 A 制剂过量,可发生中毒,急性表现为恶心、呕吐、嗜睡;慢性表现为食欲不振、毛发脱落、头痛、耳鸣、复视等。

(3)食物来源

维生素 A 在动物性食物(按每 100g 计算),如动物内脏(猪肝 4972μg、鸡肝 10414μg)、蛋类(鸡蛋 310μg)、乳类(牛奶 24μg)中含量丰富,但在不发达地区的人群往往主要依靠植物来源的胡萝卜素。β-胡萝卜素在深色蔬菜中含量(按每 100g 计算)较高,如西兰花(7210μg)、胡萝卜(4010μg)、菠菜(2920μg)、苋菜(2110μg)、生菜(1790μg)、油菜(620μg)、荷兰豆(480μg)等,水果中以杧果(8050μg)、橘子(1660μg)、枇杷(700μg)等含量比较丰富。

2. 维生素 D

(1)生理功能与缺乏症

人体内维生素 D 主要参与钙和磷的代谢。它能促进钙、磷在肠道的吸收,利于钙、磷的沉着,促进骨组织的钙化。维生素 D 缺乏或不足,会导致钙磷代谢紊乱,血中钙磷水平降低,可致骨组织钙化并发生障碍,在幼儿期可出现佝偻病。成年人发生骨软化症及骨质疏松,多见于孕妇、乳母和老年人,严重者血钙明显下降,可引起手足抽搐症。

膳食中缺乏维生素 D 和日光照射不足,是引起人体维生素 D 缺乏的两大主要原因。因此,维生素 D 缺乏常发生在光照不足、小儿喂养不当(尤其是人工喂养),或肝中维生素 D 及钙储存量较少,出生后生长又较快的早产儿及多胎儿中。某些疾病特别是肠道吸收障碍,影响维生素 D 与钙的吸收,也是维生素 D 缺乏的常见原因之一。

(2)供给量

儿童、老年人及孕妇每天供给量均为 10μg(400IU),一般成年人为 5μg。经常受日光照射,体内合成量即可满足需要,只有特殊情况(如夜班工作等缺乏户外活动)才需补充。因为体内摄入过多的维生素 D 可引起食用中毒,如长期给儿童食用浓缩维生素 D,可出现厌食、便秘、呕吐、头痛、烦渴多尿、肌张力下降、心率快而失常等,甚至可引起软组织钙化等。

（3）食物来源

维生素 D 主要存在于动物性食物中,最丰富的来源是鱼肝油、各种动物肝脏和蛋黄,夏季动物奶中的含量也较多。晒干后的青菜,其他维生素可能被破坏,但唯独维生素 D 剧增,故菜干是富含维生素 D 的食物。婴儿可多进行室外活动和适当的日光浴,以及食用维生素 D 含量较多的食品。

3. 维生素 E

（1）生理功能及缺乏症

①抗氧化作用:机体代谢过程中不断产生自由基,它具有强氧化性,易损害生物膜和生理活性物质,并促进细胞衰老出现脂褐素沉着现象。维生素 E 是体内自由基的良好清除剂,保护生物膜的结构与功能,减少各组织细胞内脂褐素的产生,从而延缓衰老过程。

②维持正常生殖功能:实验发现维生素 E 与性器官的成熟和胚胎发育有关,故临床用于治疗习惯性流产和不育症。

③参与体内一些必需物质的合成:促进糖类、脂肪、蛋白质释放能量时所必需的泛酸的合成,调节核酸的合成。

（2）供给量

成人和青少年每日为 $10mg$,孕妇、乳母和老人每日为 $12mg$。维生素 E 需要量还受膳食其他成分的影响,如摄入多不饱和脂肪酸和脂肪酸、口服避孕药、阿司匹林、酒精饮料等,都会增加维生素 E 的需要量。

（3）食物来源

维生素 E 主要存在于植物性食品中,麦胚油、棉籽油、玉米油、花生油、芝麻油是良好的来源。

4. 维生素 B_1

（1）生理功能及缺乏症

①促进糖类等新陈代谢,维护心脏和神经健康:当维生素 B_1 缺乏时,糖代谢受阻,导致体内能量供应发生障碍,尤其是神经组织能量供应受到影响,并伴有糖代谢中间产物丙酮酸、乳酸在神经组织堆积,可出现神经肌肉兴奋性异常和心肌代谢功能紊乱,表现为多发性神经炎,典型的缺乏症为脚气病。如长期食用加工过精的白米、面粉,又缺少粗杂粮和多种副食品的合理补充,就容易导致脚气病。

②增进食欲与消化功能:维生素 B_1 可抑制胆碱酯酶的活性,使神经传导递质之一

的乙酰胆碱减少水解。维生素 B_1 缺乏时,由于胆碱酯酶活性增强,乙酰胆碱水解加速,神经正常传递受到影响,致胃肠蠕动缓慢,消化液分泌减少,引起食欲不振、消化不良等消化功能障碍。

(2)供给量

由于硫胺素参与糖代谢,其需要量与热能供应成正比。目前硫胺素供给量为 0.5mg/1000kcal,一般为每日 $1.4\sim1.8$mg。

(3)食物来源

维生素 B_1 广泛存在于天然食品中,含量丰富的有动物内脏、肉类、豆类、花生和粗粮。谷类是我国人民的主食,也是维生素 B_1 的主要来源。但粮食加工过分精细和过分淘洗,蒸煮中加碱,均可造成维生素 B_1 损失。常见食物中维生素 B_1 的含量见表4-4。

表 4-4　常见食物中维生素 B_1 的含量　　　　　　　单位:mg/100g

食物	稻米	精米	标面粉	精面粉	玉米	小米	薏米	腐竹
含量	0.13	0.03	0.28	0.06	0.21	0.33	0.22	0.13
食物	黄豆	绿豆	花生仁	核桃仁	炒葵花子	金针菜	紫菜	菠菜
含量	0.14	0.25	0.10	0.30	0.81	0.05	0.27	0.04
食物	猪肉	猪心	猪肝	猪肚	鸡肝	鸡蛋	鸭蛋	全牛奶粉
含量	0.49	0.10	0.21	0.32	0.26	0.13	0.17	0.08

5. 维生素 B_2

(1)生理功能及缺乏症

维生素 B_2 是蛋白质、脂肪和糖类在体内代谢所不可缺少的物质。此外,维生素 B_2 还与肾上腺皮质激素产生、骨髓中红细胞的形成有一定的关系,与铁的吸收、贮存、利用有关,因此,维生素 B_2 能促进生长发育,维护眼睛、皮肤健康。当维生素 B_2 缺乏时,常见症状是口角炎、唇炎、舌炎、脂溢性皮炎、阴囊炎和贫血等。

(2)供给量

维生素 B_2 的供给量与机体能量代谢及蛋白质的摄入量均有关系,机体热能需要量增大、生长加速、创伤修复期、孕妇与乳母的供给量均需增加。我国推荐的供给量标准为每 1000kcal 热能需用 0.5mg 维生素 B_2,也即成人每日供给量在 1.4mg 左右。

(3)食物来源

维生素 B_2 广泛存在于动物性和植物性食物中,以动物内脏、奶类、蛋黄和鳝鱼中含量较多,其次,为豆类和绿叶蔬菜。由于维生素 B_2 来源不太广泛,我国人民的膳食中供给量往往不能满足需要,因此较常见轻度缺乏症者,故膳食营养中应引起注意。

6. 维生素 PP

(1)生理功能及缺乏症

在生物氧化过程起作用。当人体缺乏维生素 PP 时将引起癞皮病。早期症状有疲劳、乏力、工作能力减退、记忆力差以及常失眠。典型症状是皮炎、腹泻和痴呆,即所谓的"三 D"症状。维生素 PP 缺乏常与维生素 B_1、B_2 及其他营养素缺乏同时存在,故常伴有其他营养素缺乏症状。

(2)供给量

每 1000kJ 能量供给维生素 PP 1.2mg,成人每日 12～21mg,相当于维生素 B_1 的 10 倍。

(3)食物来源

维生素 PP 广泛存在于动植物食品中,其中含量最丰富的是酵母、花生、谷类、豆类及肉类,尤其是动物肝脏。因玉米中维生素 PP 多为结合型,不能被吸收利用,故长期以玉米为主食的地区,可能因维生素 PP 的缺乏而发生癞皮病。

7. 叶酸

(1)生理功能和缺乏症

叶酸参与核酸和蛋白质的生物合成。叶酸通过蛋氨酸代谢影响磷脂、肌酸、神经介质以及血红蛋白的合成,故叶酸具有促进红细胞成熟的作用。叶酸缺乏时,红细胞成熟延缓、变大、脆性增强,出现巨幼红细胞性贫血。患巨幼红细胞性贫血的孕妇易出现胎儿宫内发育迟缓、早产以及新生儿体重较轻。另外,叶酸缺乏还会导致血小板黏附和聚集,易引起动脉粥样硬化及心血管疾病。孕早期缺乏叶酸会导致胎儿神经管畸形。

叶酸缺乏在一般人群中还表现为衰弱、精神萎靡、健忘、失眠、阵发性欣快症、胃肠道功能紊乱和舌炎等。儿童叶酸缺乏可见有生长发育不良状况。

(2)食物来源与供给量

叶酸广泛分布于各种食物,叶酸最丰富的食物来源是动物肝脏,其次为绿叶蔬菜、酵母等,肠菌也能合成叶酸供人体利用。所以人类极少发生缺乏病。成人每日约需 $400\mu g$ 叶酸。

8. 维生素 B_{12}

(1)生理功能与缺乏症

①促进红细胞的发育和成熟,维持机体正常的造血机能:维生素 B_{12} 提高叶酸的利用率,增加核酸和蛋白质的合成,从而促进血细胞的成熟。维生素 B_{12} 缺乏时,会产生恶性贫血——巨幼红细胞性贫血。

②防治脂肪肝:参与胆碱等化合物的合成。胆碱是磷脂的组成成分,而磷脂在肝中

参与脂蛋白的形成,有助于肝中脂肪的运输。故常给肝病患者补给维生素 B_{12},以防治脂肪肝。

(2)供给量及食物来源

维生素 B_{12} 的需要量极微,一般成人每日供给量 $1\sim3\mu g$。食物来源主要是动物性食品,如动物内脏、肉、海色、虾等含量较多,肠菌也能合成。

9. 维生素 C

(1)生理功能与缺乏症

①参与氧化还原作用:保护含巯基酶的活性,保护维生素 A、E 以及必需脂肪酸免受氧化,清除自由基和有些化学物质对机体的毒害。还可使三价铁还原成二价铁,从而有利于铁的吸收和利用。

②促进胶原蛋白的合成:维生素 C 参与胶原蛋白合成所需的羟化酶组成,而胶原蛋白是细胞间质的重要成分,维持着人体结缔组织及细胞间质结构和功能的完整性。缺乏维生素 C 将影响胶原蛋白合成,造成创伤愈合迟缓,微血管脆弱而产生不同程度的出血。

③提高应激能力:维生素 C 还参与甲状腺素、肾上腺皮质激素及 5-羟色胺等激素和神经递质的合成与释放,可提高人体应激能力和对寒冷的耐受力。

④降低血胆固醇水平:维生素 C 参与肝中胆固醇的羟化作用,以形成胆酸,从而降低血胆固醇含量。

⑤增强机体免疫力和抗癌作用:维生素 C 能刺激机体产生干扰素,增强抗病毒能力,抗坏血酸还能阻止一些致癌物的形成,例如能与胺竞争亚硝酸盐,因而阻止致癌物亚硝胺的产生。

维生素 C 缺乏时,可引起坏血病。表现为牙龈肿胀出血、皮下出血、贫血。严重者可全身内出血和心脏衰竭而死亡。

(2)供给量

维生素 C 是维生素家族中供给量最大的维生素,正常情况下每日维生素 C 供给量成人为 100mg。国外有的规定为每 1000kcal 热能 30mg。

(3)食物来源

维生素 C 主要来源于新鲜蔬菜和水果,如青菜、韭菜、菠菜、青椒、花菜、柑橘、鲜枣、草莓、山楂等维生素 C 含量尤其丰富。维生素 C 易受储存和烹调破坏,所以蔬菜水果应尽可能保持新鲜、生吃。

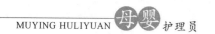

常见蔬菜、水果中维生素 C 含量见表 4-5。

表 4-5 常见蔬菜、水果中维生素 C 含量　　　　单位:mg/100g

食物	白菜	菜花	菠菜	蕹菜	苋菜	芥菜	大芥菜
含量	28	61	32	25	47	76	72
食物	青辣椒	柿子椒	青蒜	番茄	苦瓜	桃	柿
含量	62	72	16	19	56	25	30
食物	沙田柚	橙子	柠檬	黄瓜	鲜荔枝	鲜桂圆	杧果
含量	23	33	22	35	41	43	23

所有水溶性维生素的生理功能、缺乏症、食物来源与日需要量见表 4-6。

表 4-6 水溶性维生素的生理功能、缺乏症、成人日需要量及来源

名称	别名	生理功能	缺乏症	日需量	来源
维生素 B_1	硫胺素、抗脚气病维生素	促进糖的氧化、增进食欲	脚气病、胃肠道功能障碍	1.2mg	谷物外皮及胚芽、酵母、豆、瘦肉
维生素 B_2	核黄素	参与生物氧化	舌炎、唇炎、口角炎、脂溢性皮炎	1.8mg	动物肝、蛋黄、黄豆、绿叶蔬菜
维生素 PP	烟酸(尼克酸)、烟酰胺、抗癞皮病维生素	参与生物氧化、维持皮肤健康	癞皮病	19.8mg	谷类、花生、酵母、肉类
维生素 B_6	吡哆醇、吡哆醛、吡多胺	参与蛋白质氨基酸代谢	人类未发现典型缺乏症	1.6mg	谷类、豆类、酵母、肝、蛋黄
泛酸	维生素 B_5、遍多酸	参与酰胺基转移、脂类代谢	人类未发现典型缺乏症	4～7mg	动植物细胞组织
生物素	维生素 H	参与体内 CO_2 固定	人类未发现典型缺乏症	0.1mg	动植物及微生物
叶酸	维生素 B_{11}	与蛋白质、核酸合成,红细胞、白细胞成熟有关	巨幼红细胞性贫血	0.4mg	动物肝、酵母及绿叶蔬菜
维生素 B_{12}	钴胺素	促进甲基转移、核酸合成及红细胞成熟	巨幼红细胞性贫血	2μg	动物肝、肉、鱼等
维生素 C	抗坏血酸	参与体内氧化还原反应,参与细胞间质形成	坏血病	60mg	新鲜水果和蔬菜

七、水和膳食纤维

1. 水

水是人体所必需的营养素之一,也是女性美容的一大秘诀。孕期妇女的血容量比未怀孕的妇女增加 40%,其中以水为主的成分增加了 50%,而以红细胞为主的成分仅增加 20%,也就是说,怀孕时血液变得更稀了。小孩在婴儿时期成长迅速,活动量较大,需要喝水来维持体内水的平衡。

(1)生理功能

①维持机体的第二要素。水是除氧以外生命赖以生存的最重要的物质,没有水就没有生命。人对水的需要仅次于氧气,一个人绝食但不缺水仍可生存 1～2 周,但若人体内失水 20%左右,人绝水只能活数天。

②机体的重要组成成分。水是人体含量最大和最重要的组成成分,人体水含量约占体重的 2/3,体内所有组织中都含有水,不同组织中水含量不相同,如唾液含水量为99.5%,骨骼含水量为 12%～15%。人体随着年龄的增长,含水量逐渐下降,如 3 个月的胎儿含水量为 98%,新生儿含水量为 75%～85%,成年男子含水量为 60%,成年女子因脂肪含量较男性多,所以含水量约为 50%,老年人含水量为 45%～50%。

③促进营养素的消化、吸收与代谢。水参与所有营养素的代谢过程。水是营养素的良好溶剂和运输物质,营养物质的消化、吸收、排泄等都必须有水参加。如果体内没有水,一切生物化学反应都将停止,就会发生代谢障碍。

④保持体温恒定并对机体进行润滑。水的比热大、热容量也大,当外界温度高时,体热可随水分经汗水散发,从而保持体温恒定。水还具有润滑作用,如泪腺可防止眼球干燥,关节腔内的水分可润滑关节等。

(2)需要量和来源

①水的需要量:人体对水的需要量随人的年龄、体重和人的活动强度以及天气气候等情况而异。年龄越大,每千克体重需要的水量相对来说越小。

不同年龄机体需水量见表 4-7。

②水的来源:可分为饮用水、食物水和代谢水。其中饮用水,包括各种饮料、茶、汤、乳类等;食物水,来自米饭、水果、蔬菜等;代谢水,某些营养成分在体内氧化或代谢产生的水,其中糖类、蛋白质和脂肪的代谢水分别为 60mL、41mL、107mL。一般成年人需水1000～2500mL,其中 1000～2000mL 来自饮用水和食物水,200～400mL 来自代谢水。

表 4-7　不同年龄机体每日每千克体重的需水量　　　　单位:mL/kg

年龄	需水量	年龄	需水量
1 周～1 岁	120～160	8～9 岁	70～100
2～3 岁	100～140	10～14 岁	50～80
4～7 岁	90～110	成人	40

2. 膳食纤维

膳食纤维是指不能被人体小肠消化吸收,但能被大肠内的某些微生物部分或全部发酵的可食用的碳水化合物的总称,包括多糖、寡糖、木质素以及相关的植物性成分。膳食纤维被人们形容为健康人体的"物理扫帚"。

(1)生理功能

①增强肠道功能、有利于粪便排出。膳食纤维素具有促进肠道蠕动和吸水膨胀的特性,可缩短粪便通过大肠的时间,增加粪便量及排便次数,稀释大肠内容物以及为大肠内的有益菌群提供可发酵的底物,从而提高人体的免疫力。这样就减少了粪便中有毒物质与肠壁接触的机会,从而有利于防治结肠癌。

②控制体重。膳食纤维可减缓食物由胃进入肠道的速度,并具有较强的吸水性,使食物体积增加,产生饱腹感,达到控制体重和减肥的作用。

③降脂和降血糖。膳食纤维能吸附胆汁酸、脂肪等物质,从而达到降脂的作用。膳食纤维可减缓肠道对糖的吸收速度,使血糖不会因为摄入食物而快速增高,减少体内胰岛素的释放。

(2)来源及需要量

膳食纤维资源非常丰富,广泛存在于植物的种皮和外表皮中,如小麦麦麸、豆渣、果渣、甘蔗渣、荞麦皮等。另外,新鲜的水果和蔬菜中也有大量的膳食纤维。

由于中国膳食主要以谷类为主,兼有以薯类为部分主食的习惯,副食又以植物性食物如蔬菜为主,兼食豆类及鱼、肉、蛋等。所以中国营养学会根据国外资料,参考 1997 年"中国居民膳食指南及平衡膳食宝塔",建议膳食纤维的适宜摄入量为每日 25～35g。过量地摄入膳食纤维会导致胀气、腹泻、肠梗阻,同时对维生素和微量元素的吸收也有影响。

【相关链接】

以下疾病不宜多摄取膳食纤维:

急性慢性肠炎、伤寒、痢疾、肠道肿瘤、消化道少量出血、肠道手术前后、某些食道静脉曲张等。

八、各类食物营养价值

孕妇产后即面临两大任务,一是产妇自身身体恢复,二是哺乳,喂养宝宝,这两个方面均需要营养,因此饮食营养对于月子里的产妇尤其重要。

食物是供给人体热能及各种营养素的物质基础。食物的种类繁多,依其性质和来源可分为两大类:一是动物性食物,如畜禽肉类及内脏、奶、蛋和水产品等;二是植物性食物,如粮谷、油料、蔬菜、水果、薯类等。其所含营养素的种类、数量及比例各不相同,因此不同种类食物的营养价值也各异。

1. 谷类

（1）谷类营养价值

①热能:谷类是我国膳食中热能的主要来源,也是热能的最经济来源。50g 谷类约可供热能 175kcal。

②蛋白质:谷类蛋白质必需氨基酸中,赖氨酸的含量较低,尤其是小米和小麦中赖氨酸最少。谷类蛋白质一般都程度不等地以赖氨酸为第一限制氨基酸,其第二限制氨基酸多为苏氨酸(玉米为色氨酸)。它们的生物学价值比较低。为改善谷类蛋白质的营养价值,可用最缺少的氨基酸进行强化,或根据食物蛋白质互补作用的原理与相应的食物蛋白质共食,都可达到同样的目的。如马铃薯中赖氨酸很丰富,小米和马铃薯中色氨酸较多,而玉米中缺乏赖氨酸和色氨酸。因此,把多种粮食混合使用,可以起到蛋白质的互补作用,提高谷类蛋白质的营养价值。

③碳水化合物:谷类的碳水化合物主要为淀粉,含量在 70% 以上,是我国膳食能量供给的主要来源。谷粒淀粉以支链淀粉为主。

④脂类:谷类脂肪含量较低,约为 2%,玉米和小米可达 3%。谷类脂肪主要含不饱和脂肪酸,质量较好。从玉米和小麦胚芽中提取的胚芽油,80% 为不饱和脂肪酸,其中亚油酸为 60%,具有降低血清胆固醇,防止动脉粥样硬化的作用。

⑤维生素:谷类是膳食中 B 族维生素的重要来源,如维生素 B_1、维生素 B_2、烟酸、泛酸、吡哆醇等,主要分布在糊粉层和谷胚中。因此,谷类加工越细,上述维生素就损失越多。

⑥矿物质:谷类含矿物质 1.5%～3%,主要分布在谷皮和糊粉层中。其中主要是磷、钙,多以植酸盐的形式存在。铁含量较低,为 1.5～3mg/100g。此外还含有一些微量元素。

（2）谷类的合理使用与烹调

①提供粮食混食：由于各种粮食的营养成分不完全相同，几种粮食混合食用可以提高营养价值。膳食中采用一部分粗粮或杂粮如小米、玉米、甘薯之类，不仅可增加维生素和矿物质的摄入量，还可利用它们之间蛋白质的互补作用。提倡多食标准米面，少食精白米面。

②注意合理烹调：复合维生素 B 及矿物质均易溶于水，因此淘米时除谷粒被污染时，要避免过分的揉搓，用盆或碗蒸饭以及焖饭比捞饭法（即先煮米，去掉米汤，然后再蒸）损失营养素较少。米汤及煮面条的汤应设法利用，故食原汤面条较好。

③注意合理贮存：谷类在贮藏期间仍继续进行呼吸和代谢，当水分含量高，环境相对湿度比较大，温度较高时，呼吸作用加强，同时引起蛋白质的分解，促进霉菌生长，致使蛋白质含量降低，脂肪分解产物积聚，酸度升高，最后霉烂变质失去食用价值。故谷类应贮存于避光、通风、干燥和阴凉的环境，抑制谷粒的生长过程，抑制霉菌及害虫的生长繁殖，减少空气中氧和日光对营养素的破坏，保持其原有营养价值。

2. 豆类及坚果类

（1）豆类

大豆（包括黄豆、青大豆、黑大豆）、红小豆、豇豆、芸豆、绿豆、豌豆、蚕豆等，它们虽然都是含蛋白质多的食品，但按营养成分，又可将这些干豆分为两类，一类是大豆类，另一类是大豆以外的其他干豆类。

大豆的营养价值较其他豆类高，最常用和多用的是黄豆。

①大豆营养的价值如下：

蛋白质：含量较高，约为 35%。大豆不仅蛋白质含量高，因其蛋白质的必需氨基酸组成与动物性蛋白质相似，其生理价值也高。与粮谷类混合食用，可发挥蛋白质的互补作用。

脂肪：含量为 15%～20%，比其他豆类要高出很多倍。以不饱和脂肪酸居多。由于大豆富含不饱和脂肪酸，所以是高血压、动脉粥样硬化等疾病患者的理想食物。

矿物质：黄豆含有钙、磷、钾等，并含有微量元素铁、铜、钼、锌、锰等。

维生素：黄豆的维生素以维生素 B_1 较多，并含有核黄素和烟酸，豆油中还有维生素 E。干黄豆中无维生素 C。

②其他干豆的营养价值：如赤小豆、豇豆、芸豆、绿豆、豌豆、蚕豆等，蛋白质含量为 20%～25%，不如黄豆多，其质也逊于黄豆。这些干豆脂肪含量都较低，为 0.5%～2%，

只有大豆脂肪的十几分之一。它们都含有较多的碳水化合物,高达 55%～60%。此外,还含有矿物质钙、磷、铁和复合维生素 B,但缺乏胡萝卜素,不含维生素 C。

③豆制品营养价值:豆制品如豆浆、豆腐脑、豆腐丝、豆腐干等,均由大豆(多为黄豆)制成。黄豆经过浸泡、磨细、过滤、加热等处理过程,减少了食物纤维,相对提高了蛋白质含量,使消化率提高。豆腐有丰富的蛋白质,且极易消化吸收(92%以上)。豆浆含蛋白质 4%,高于牛奶(3.3%),脂肪含量为 1.8%,碳水化合物为 1.8%,还有一定量的铁、钙和 B 族维生素,并易于消化吸收,因此是一种价格低廉的营养饮料,也是很好的代乳品,对婴儿和患者尤为适用。但在制豆浆时,需注意充分加热煮沸,彻底破坏大豆中的抗胰蛋白酶,这样不仅可以提高蛋白质的消化率,也可避免刺激消化道而引起食物中毒。豆制品制备过程中有部分复合维生素 B 溶在水里被丢弃,因此豆腐、豆腐干丝等损失了部分 B 族维生素,而豆浆、豆腐脑的损失较少。

发酵豆制品,如豆豉、黄酱、豆瓣酱、腐乳(酱豆腐、糟豆腐、臭豆腐)等都是经发酵的豆制品,蛋白质被分解更易消化和吸收;发酵使谷氨酸游离出来,使豆制品味较鲜美而且维生素 B_{12} 和核黄素的含量有所增加。

豆芽为大豆或绿豆发芽而成,质地脆嫩,是一种很好的新鲜蔬菜。干豆类不含维生素 C,但经发芽后,维生素 C 和 P 增加较多。冬季缺少蔬菜的地区,可利用干豆发芽当作蔬菜。一般烹炒情况下,黄豆芽的豆瓣不易消化,故以绿豆发芽为好,产量也比黄豆芽高。

④豆类的合理使用,要注意制备方法:豆类蛋白质的消化率与制备方法有关。影响豆类蛋白质消化率有两个因素。一是生豆中含有抗胰蛋白酶,它抑制胰蛋白酶的作用,影响豆蛋白质的分解。生豆经加热煮熟后,抗胰蛋白酶即被破坏,不致影响消化。二是豆类细胞壁含有粗纤维,使大豆蛋白质难与消化酶接触,如将大豆浸泡,使细胞壁软化,并磨细制成豆浆、豆腐等,比整粒煮熟大豆的消化率要高。从消化率看,干炒大豆的消化率不如煮熟的大豆,而煮熟的大豆又不及豆浆、豆腐等豆制品。另外,生豆含皂角素,它有刺激胃肠的作用,将黄豆充分加热煮熟,皂角素即被破坏。

利用豆类改进谷类蛋白质的质量:各种豆类的蛋白质,一般都富含赖氨酸,而谷类蛋白质的赖氨酸一般均偏低。所以将豆类和谷类混合食用,豆类蛋白质可以补充谷类蛋白质的不足,提高膳食蛋白质的营养价值。除了在日常膳食中常用些豆制品菜肴外,将黄豆粉加于玉米面或小米面中蒸窝头或丝糕,红小豆或绿豆煮小米豆粥,红小豆加大米蒸小豆饭等,都值得提倡。

(2)坚果类

坚果可以分为油脂类坚果和淀粉类坚果。坚果是一类营养价值较高的食品,其共同特点是低水分含量和高能量,富含各种矿物质和 B 族维生素。从营养素含量而言,富含脂肪的坚果优于淀粉类坚果,然而因为坚果类所含能量较高,其虽为营养佳品,亦不可过量食用,以免导致肥胖。

①油脂类坚果:含脂肪和蛋白质较丰富、产热能较高。如花生仁、核桃仁、杏仁、榛子、葵花籽等,这些坚果的营养价值近似豆类,但蛋白质的质量则较逊于大豆。

②淀粉类坚果:碳水化合物含量很高,蛋白质不多,脂肪也很少,如栗子、菱角、莲子等。

坚果类所含矿物质、维生素与一般干豆类近似。我国膳食中除花生外,其他坚果用量不多,不及豆类应用普遍。

3. 蔬菜、水果

蔬菜和水果是人类膳食中的重要食物,占每日进食量的一半左右,特别是蔬菜在膳食中所占比例最大。由于其中含有纤维素、果胶和有机酸,所以能刺激胃肠蠕动和消化液的分泌,对促进食欲起着很大作用。另外,蔬菜、水果是某些维生素和无机盐的重要来源。

(1)蔬菜的营养价值

①热能:由于大部分蔬菜含水量高,所以供热能不多,平均每 100g 鲜菜供应热能 10~40kcal。只有含淀粉较多的根菜类如土豆、芋头、山药等供热能较多(每 100g 可供热能约 80kcal)。

②蛋白质:蔬菜蛋白质含量很低,一般为 1%~3%,它所含的几种必需氨基酸量不足,如赖氨酸,蛋氨酸等,因此其蛋白质的质量不如动物性食品。

③矿物质:蔬菜是矿物质的重要来源,含钙、磷、钾、镁和微量元素铁、铜、碘、钴、钼、锰、氟等。在各种蔬菜中,以叶菜含矿物质为多,尤以绿叶蔬菜最为丰富,非绿叶蔬菜如茄子、冬瓜、萝卜等含量不及叶菜多。

我国膳食中,蔬菜是供给钙的最重要来源。许多绿叶蔬菜如油菜、小白菜、芹菜、雪里蕻、荠菜等,不仅钙的含量高,利用得也较好。但也有些蔬菜钙的利用率较差,如菠菜、空心菜、苋菜、茭白、葱头、冬笋等,它们都含有较多的草酸,钙与草酸结合,形成不溶性草酸钙,影响钙的吸收。除此之外,绿叶蔬菜含铁也多。

④维生素:我国膳食中新鲜蔬菜是胡萝卜素、维生素 C、维生素 B_2 和叶酸的重要

来源。

胡萝卜素：含量与蔬菜的颜色相关，凡绿色蔬菜和橙黄色蔬菜都含有较多的胡萝卜素；凡缺乏色素的蔬菜，如菜花、白萝卜、藕等，它们的胡萝卜素含量甚微。有些蔬菜的绿叶如莴笋叶、筒蒿叶、芹菜叶、萝卜缨等，虽都含有极丰富的胡萝卜素，但习惯上被弃掉不食，甚为可惜。

维生素C：各种新鲜蔬菜都含有维生素C，绿叶蔬菜是维生素C的好来源。有些非绿叶蔬菜如西红柿、黄瓜、心里美萝卜等，含维生素C不及叶菜丰富，习惯上常常生食或凉拌而食，维生素C的损失较少。值得一提的是蔬菜中的辣椒，不论是红辣椒还是绿辣椒，不论是柿子椒还是小青椒，都含有丰富的维生素C和P，并含有多量胡萝卜素。一般瓜类蔬菜的维生素C含量均较低，唯独苦瓜富含维生素C，每100g可供维生素C 84mg。

核黄素：蔬菜中核黄素的含量并不算很丰富，但在我国的膳食中，绿叶蔬菜却是维生素B_2的重要来源。营养调查发现，维生素B_2缺乏症的发病率常与缺乏绿叶蔬菜成正比。

⑤食物纤维：各种蔬菜都含有食物纤维，它能促进肠道蠕动，加快粪便的形成与排出，有利于大便排泄，减少有害物质与肠黏膜接触的时间，有预防便秘、痔疮、阑尾炎、结肠憩肉、结肠癌的作用。食物纤维还能降低血胆固醇，对预防动脉粥样硬化有好处。此外膳食中的食物纤维能改善糖代谢，对预防和治疗糖尿病均有益。膳食中的蔬菜是食物纤维的重要来源。

（2）蔬菜的合理使用

蔬菜营养品种分类及选择要求见表4-8。

（3）蔬菜的合理烹调

为了防止蔬菜中矿物质和维生素的损失，烹调中要注意以下几点：

①尽量减少用水浸泡和弃掉汤汁及挤去菜汁的做法。蔬菜于烹调前需清洗，这时会有一些水溶性营养素流失，但如果保持在较完整的状态下进行则损失很少，所以应尽可能避免先切洗或在水中长时间浸泡。

②烹调加热时间不宜过长，叶菜快火急炒保留维生素最多。做汤时宜先煮汤而后加菜。维生素C的化学性质极不稳定，许多外界因素皆可促使其氧化而破坏，因而采取各种措施保护维生素C使其不受到大量损失，是合理烹调的重要原则之一。蔬菜在一般油炒的情况下，加热时间应控制在10～15min，维生素C的保存率为50％～

表 4-8 蔬菜营养品种分类及选择要求

分类		特点	包括品种	选择要求
甲类蔬菜		富含胡萝卜素和维生素 B_2、C,易萎烂损耗,宜现供、现炒、现吃	所有绿色叶菜、野菜及无毒的植物绿叶。如蕹菜、荠菜、苋菜、马兰头、萝卜缨、豌豆苗、苜蓿、红薯叶等	在通常缺少乳、肝、蛋及水果的情况下,每人每日不应少于250g,可能时应多些
乙类蔬菜	1 号	富含维生素 B_2	所有鲜豆类及黄豆芽	当甲类蔬菜不足 250g 时,为保障维生素 B_2 供给,应以 1 号菜补足,为保障胡萝卜素供给则以 2 号菜补足,为保障维生素 C 供给则以 3 号菜补充之
	2 号	富含胡萝卜素与维生素 C	胡萝卜、青葱、辣椒红薯、西红柿、南瓜及黄红色根茎瓜茄类	
	3 号	富含维生素 C	非绿叶菜如包心菜、大白菜、花菜、萝卜等	
丙类蔬菜		含维生素不多,但富含能量、便于存放	土豆、芋艿、慈姑、山药	在切实保障上述两类蔬菜的优先选择供应的前提下,适当采用,调剂生活
丁类蔬菜		含维生素 A,但能量均少	除上述蔬菜以外的瓜茄及根茎类	

70％。熬煮蒸时,由于用水量多、加热时间长,将比上述方法大大降低维生素 C 的保存率。

③新鲜蔬菜不宜久存,勿在日光下暴晒。烹制后的蔬菜,不宜放置时间过长。

④加醋烹调可减少维生素 B 和 C 的损失;加淀粉调芡汁也可减少维生素 C 的破坏损失。

⑤不用铜器制备蔬菜,铜锅损失维生素 C 最多,铁锅次之。

鲜果类的营养价值近似新鲜蔬菜。各种鲜果都含有大量水分,蛋白质和脂肪的含量很低,所含的碳水化合物为 6％～25％,主要是果糖、葡萄糖、蔗糖,在未成熟的水果内则有淀粉。由于鲜水果含水分多,发热能低,此点近似新鲜蔬菜,但水果所含的矿物质和维生素不及蔬菜多。

4. 肉类

肉类食物系指牲畜和禽类的肌肉、内脏及其制品。我国人民的肉食主要为猪肉,其次是牛、羊和禽肉类,部分地区也食用马肉、驴肉和狗肉等。它们可供给人体所必需的多种氨基酸、脂肪酸、无机盐和维生素,吸收率高,味道鲜美,饱腹作用强,其营养成分随肉类的种类、部位、年龄及肥瘦不同而有明显差异。

（1）肉类的营养价值

①蛋白质：肉类蛋白质含量为 $10\%\sim20\%$，含量与肉类的肥瘦有关，肥肉多脂肪，瘦肉多蛋白质。肉类蛋白质的消化、吸收率高，氨基酸组成平衡，属于优质蛋白质。

②脂肪：脂肪含量因动物的品种、年龄、肥瘦程度、部位等不同有较大差异，低者为 2%，高者可达 89% 以上。在畜肉中，猪肉的脂肪含量最高，羊肉次之，牛肉最低。例如，猪瘦肉中的脂肪含量为 6.2%，羊瘦肉为 3.9%，而牛瘦肉仅为 2.3%。

畜肉脂肪组成以饱和脂肪酸为主，其营养价值低于植物油脂。在动物脂肪中，禽类脂肪所含必需脂肪酸的量高于家畜脂肪；家畜脂肪中，猪脂肪的必需脂肪酸含量又高于牛、羊等反刍动物的。总的来说，禽类脂肪的营养价值高于畜类脂肪。

③碳水化合物：肌肉中的碳水化合物以糖原的形式存在，一般为 $1\%\sim5\%$。

④矿物质：肉类的无机盐总量在 $0.8\%\sim1.2\%$，其含量和肉的肥瘦有关，瘦肉含矿物质较多，有磷、钾、钠、镁、氯等，红色瘦肉还含有铁，动物肝、肾等内脏含铁更丰富，利用率比较高，不易受食物中其他因素干扰，是铁的良好来源。其他微量元素有铜、钴、锌、钼等。

⑤维生素：肉类可提供多种维生素，但基本不含维生素 A 和 C，瘦肉和内脏含 B 族维生素较多。暗色的肉中维生素 B_1、维生素 B_2 含量高于白色的肉。

⑥浸出物：除蛋白质、盐类、维生素外能溶于水的物质，包括含氮浸出物和无氮浸出物，是肉品中呈味的主要成分。

（2）动物脏腑类

动物肝、肾、心、肚等脏腑，也是富含优质蛋白质的食品，并比一般肉类含有更多的矿物质和维生素，其营养价值高于一般肉类。

脏腑中尤以肝的营养特别丰富，它含有多量的维生素 A、B_1、B_2、B_{12}，烟酸，叶酸等，含铁、铜、钴等矿物质，及其他微量元素锌、钼等。肝脏的这些营养特点使它成为很好的补血食品。肝脏含较多的胆固醇和嘌呤等。

（3）畜禽肉的合理利用

畜禽肉蛋白质营养价值较高，含有较多的赖氨酸，宜与谷类食物搭配食用，以发挥蛋白质的互补作用，为了充分发挥畜禽肉营养作用，还应注意将畜禽肉分散到每餐膳食中，防止集中食用。

畜肉的脂肪和胆固醇含量较高，脂肪主要由饱和脂肪酸组成，食用过多易引起肥胖和高血脂等疾病，因此膳食中的比例不宜过多。禽肉脂肪含不饱和脂肪酸较多，因此老年人及心血管疾病患者宜选用禽肉。动物内脏含有较多的维生素、铁、锌、硒、钙,特别是肝脏,维生素 B_2 和维生素 A 的含量丰富,因此宜经常食用。

5. 水产类

(1)鱼类主要营养成分及组成特点

①蛋白质:鱼类是优质蛋白质的良好来源之一,蛋白质的氨基酸组成与肉类相似,鱼类蛋白质含量为 15%～20%,平均 18%左右。鱼肉肌纤维短,组织软而细嫩,易于消化,是老年、小孩、孕产妇的良好食物。

②脂类:鱼类脂肪量为 1%～10%,平均 5%左右,呈不均匀分布,主要存在于皮下和脏器周围,肌肉组织中含量甚少。不同鱼种脂肪含量有较大差异,如鳕鱼脂肪含量在 1%以下,而河鳗脂肪含量高达 10.8%。鱼类脂肪多由不饱和脂肪酸组成,熔点较低,通常呈液态,消化率为 95%左右。

③碳水化合物:鱼类碳水化合物的含量较低,约为 1.5%,主要存在形式是糖原。除了糖原之外,鱼体内还含有黏多糖类。

④矿物质:鱼类矿物质含量为 1%～2%,其中锌的含量极为丰富,此外,钙、钠、氯、钾、镁等含量也较多,其中钙的含量多于禽肉。鱼类的矿物质以磷和钾较多,还含有铜,海鱼含碘和钴。小鱼制酥连骨吃可补充钙。虾皮(即小虾)中的钙含量丰富。

⑤维生素:鱼油和鱼肝油是维生素 A 和维生素 D 的重要来源,也是维生素 E(生育酚)的一般来源。多脂的海鱼肉也含有一定数量的维生素 A 和维生素 D。维生素 B_1、维生素 B_2、烟酸等的含量也较高,而维生素 C 含量则很低。一些生鱼制品中含有硫胺素酶和催化硫胺素降解的蛋白质,因此大量食用生鱼可能造成维生素 B_1 的缺乏。

(2)鱼类的合理利用

①防止腐败变质:鱼类因水分和蛋白质含量高,结缔组织少,较畜禽肉更易腐败变质,特别是青皮红肉鱼,如鲐鱼、金枪鱼,组氨酸含量高,所含的不饱和双键极易氧化破坏,能产生脂质过氧化物,对人体有害。因此打捞的鱼类需及时保存或加工处理,防止腐败变质。保存处理一般采用低温或食盐来抑制组织蛋白酶的作用和微生物的生长繁殖。低温处理有冷却和冻结两种方式。冷却是用冰冷却鱼体使温度降到－1℃左右,一般可保存 5～15 天。冻结是使鱼体在－40～－25℃的环境中冷冻,此时各组织酶和微生物均处于休眠状态,保藏期可达半年以上。以食盐保藏的海鱼,食盐含量不应低于 15%。

②防止食物中毒:有些鱼含有极强的毒素,如河豚,肉质细嫩,味道鲜美,但其卵、卵

巢、肝脏和血液中含有极毒的河豚毒素,若加工处理不当,可引起急性中毒而死亡。故无经验的人,千万不要"拼死吃河豚"。

6. 蛋类

(1)蛋类的主要营养成分及组成特点

蛋的微量营养成分受到品种、饲料、季节等多方面因素的影响,但蛋中大量营养素含量总体上基本稳定,各种蛋的营养成分有共同之处。

①蛋白质:蛋类蛋白质含量一般在 10% 以上。全鸡蛋蛋白质的含量为 12% 左右,蛋清中略低,蛋黄中较高,加工成咸蛋或松花蛋后,变化不大。

蛋类的蛋白质氨基酸组成与人体需要最接近,其中赖氨酸和蛋氨酸含量较高,和谷类、豆类食物混合食用,可弥补其赖氨酸或蛋氨酸的不足。

②脂类:蛋清中脂肪极少,98% 的脂肪存在于蛋黄当中。蛋黄中的脂肪几乎全部以与蛋白质结合的良好乳化形式存在,因而消化吸收率高。鸡蛋的脂肪有大量磷脂和胆固醇,一个中等大小的鸡蛋,约含胆固醇 250mg,是禽肉类的数倍以上。

③矿物质:蛋中的矿物质主要存在于蛋黄部分,蛋清部分含量较低。蛋黄中矿物质含量为 1.0%~1.5%,其中磷最为丰富,为 240mg/100g,钙为 112mg/100g。蛋中所含的钙不及牛奶多,而铁则远过之。

蛋黄是多种微量元素的良好来源,包括铁、硫、镁、钾、钠等。蛋中铁元素含量较高,但以非血红素铁形式存在。由于卵黄高磷蛋白对铁的吸收具有干扰作用,故蛋黄中铁的生物利用率较低,仅为 3% 左右。

蛋中的矿物质含量受饲料因素影响较大。通过调整饲料成分,目前市场上已有富硒蛋、富碘蛋、高锌蛋、高钙蛋等特种鸡蛋或鸭蛋销售。

④维生素:鸡蛋所含的维生素大部分集中在蛋黄里,有维生素 A、D、B$_1$ 和 B$_2$;蛋清里含有维生素 B$_2$。蛋中的维生素含量受品种、季节和饲料中维生素含量的影响。散养禽类摄入含类胡萝卜素的青饲料较多,因而蛋黄颜色较深;集中饲养的鸡饲料当中含有丰富的维生素 A,但因为缺乏青饲料故蛋黄颜色较浅,但其维生素 A 含量通常高于散养鸡蛋。为了提高鸡蛋的感官性状,目前也将一些合成类胡萝卜素添加入饲料令蛋黄着色。使用不同红黄色调的类胡萝卜素进行配比,可以得到最令人满意的蛋黄色泽。饲料中维生素 A 和钙含量过高时会抑制蛋黄着色。

(2)鸡蛋的消化与烹调

生食鸡蛋有许多缺点:生蛋清中含有一种抗生物蛋白,能使生物素(或称维生素

H)失去活性,不能被身体吸收利用。鸡蛋煮熟以后,抗生物蛋白被破坏,不能再起作用。另外,生吃鸡蛋也不卫生,故以煮熟为宜。

鸡蛋不含维生素 C,鸡蛋中的铁由于和磷蛋白结合,影响吸收率,每只鸡蛋约含胆固醇 300mg,大量食用能引起高脂血症,是动脉粥样硬化、冠心病等疾病的危险因素,但蛋黄中还含有大量的卵磷脂,对心血管疾病有防治作用。因此,吃鸡蛋要适量。据研究,每人每日吃 1~2 个鸡蛋,对血清胆固醇水平既无明显影响,又可发挥鸡蛋其他营养成分的作用。

7. 乳类

(1)乳类及其制品的营养成分及组成特点

乳类及其制品几乎含有人体需要的所有营养素,除维生素 C 含量较低外,其他营养素含量都比较丰富。某些乳制品加工时除去了大量水分,故其营养素含量比鲜乳的要高,但某些营养素受加工的影响,相对含量有所下降。

①蛋白质:牛乳中的蛋白质含量比较恒定,约 3.0%,含氮约 5.0%,为非蛋白氮。牛乳蛋白质为优质蛋白质,生物价为 85,容易被人体消化吸收。

②脂肪:牛乳脂肪含量为 2.8%~4.0%。乳脂肪以微细的脂肪球状态分散于牛乳汁中,每毫升牛乳中约有脂肪球 20 亿~40 亿个,平均直径为 $3\mu m$,易消化吸收。

③碳水化合物:乳类碳水化合物含量为 3.4%~7.4%。碳水化合物的主要形式为乳糖。由于乳糖可促进钙等矿物质的吸收,也为婴儿肠道内双歧杆菌的生长所必需,因此对于幼小动物的生长发育具有特殊的意义。对于部分不经常饮奶的成年人来说,其体内乳糖酶活性过低,大量食用乳制品可能引起乳糖不耐症。

④矿物质:乳类中的矿物质主要包括钠、钾、钙、镁、氯、磷、硫、铜、铁等。乳中的矿物质含量因品种、饲料、泌乳期等因素而有所差异,初乳中含量最高,常乳中含量略有下降。发酵乳中钙含量高并具有较高的生物利用率,为膳食中最好的天然钙来源。

⑤维生素:乳类中含有几乎所有种类的维生素,包括维生素 A、维生素 D、维生素 E、维生素 K、各种 B 族维生素和微量的维生素 C。只是这些维生素的含量差异较大。

(2)乳类及其制品的合理利用

鲜奶水分含量高,营养素种类齐全,十分有利于微生物生长繁殖,因此须经严格消毒灭菌后方可食用。消毒常用煮沸法和巴氏消毒法。煮沸法是将奶直接煮沸,设备要求简单,可达消毒目的,但对奶的理化性质影响较大,营养成分有一定损失,多在家庭使用。大规模生产时采用巴氏消毒法。巴氏消毒常用两种方法,即低温长时消毒法和高温短时消毒法,前者将牛奶在63℃下加热30min,后者在90℃加热1s。正确地进行巴氏消毒对奶的组成和性质均无明显影响,但对热不稳定维生素如维生素C可造成20%～25%的损失。

此外,奶应避光保存,以保护其中的维生素。研究发现,鲜牛奶经日光照射1min后,B族维生素很快消失,维生素C也所剩无几。即使在微弱的阳光下,经6h照射后,B族维生素也仅剩一半;而在避光器皿中保存的牛奶不仅维生素没有消失,还能保持牛奶特有的鲜味。

8. 食用菌类

我国经栽培而常食用的食用菌主要有蘑菇、香菇、草菇、银耳、木耳、猴头菇及金针菇等。食用菌营养丰富、味道鲜美,有"保健食品"的美称。

(1)食用菌的营养价值

①蛋白质:食用菌蛋白质含量达37%左右,高出蔬菜类好几倍,甚至超过肉类和乳制品。如双孢蘑菇,其蛋白质含量高达40%,是猪肉的2倍多。食用菌的蛋白质是优质蛋白质,含有人体不能合成的八种必需氨基酸,其中赖氨酸和亮氨酸含量较多,消化吸收率达80%以上。

②脂肪:食用菌的脂肪含量较低,约2%,且多为不饱和脂肪酸,是肥胖症、高血脂、高血压、动脉硬化、脑血管病患者较为理想的食品。

③维生素:食用菌含有多种维生素。如蘑菇中维生素B_2、B_1含量比肉类高,维生素B_{12}含量比奶酪和鱼类高,每天吃25g鲜蘑菇,即可满足一天维生素的需要。木耳含有较多的维生素B_1。香菇中维生素B_2较多。草菇中维生素C含量高于西红柿。黑木耳含有丰富的铁,为补血珍品。

大量研究还发现多种食用菌含有多糖体,这是一种能提高机体抑制肿瘤的因素。从营养和保健的观点看,食用菌将成为人类未来食品的重要来源。

(2)介绍几种食用菌

①香菇:又名香蕈、冬菇等,可以说是食用菌中的一颗明珠。因为香菇中含有一种特异的芳香物质——腺嘌呤,所以用香菇做的菜肴极为醇厚香美、沁人心脾,深得人们的喜爱。香菇还有一个特点,就是干菇比鲜菇更香,经烤制后的香菇,香味更是超过鲜品。

香菇不仅味美,且营养丰富。据研究,香菇对缺铁性贫血、小儿佝偻病、高脂血症都有作用。近年还发现香菇能激发人体网状内皮系统释放出干扰素,以阻挠癌细胞的生长,所以在抗癌药物的筛选上,有关专家对香菇寄予了很大的希望。

②金针菇:又名金菇、冬菇、朴菇,是世界上著名的食用菌之一,肉质鲜嫩,清香扑鼻,而且营养丰富。据测定,每100g干菇含蛋白质26.81g,脂肪1.56g,总碳水化合物58.43g,此外还含有钙、铁、磷及18种氨基酸。其中赖氨酸和精氨酸具有促进记忆、开发智力的作用,特别是对儿童智力开发有着特殊的功效。在日本和中国台湾,金针菇素有"增智菇"之称,因此,从小孩断奶至学龄期间,金针菇便成了儿童保健和智力开发的必需食品。

金针菇不但食用价值高,而且还具有很好的药用价值。通过临床试验,中老年人长期食用金针菇可预防和治疗肝炎及胃肠道溃疡病,并有降低胆固醇的功效。

③茯苓:能有效地增加人体环磷酸腺苷的含量,控制肿瘤细胞分裂、繁殖,调节血浆皮质醇含量,从而提高机体免疫功能。

④灵芝:能增加单核细胞吞噬功能,改善肾上腺皮质功能,促进肝脏合成血清蛋白,抑制变态反应,有增强人体细胞免疫和机体免疫的双重作用。

此外,蘑菇、银耳中含有多糖物质,具有提高人体免疫功能和抗肿瘤作用。黑木耳能抗血小板聚集,减少血液凝块,防止血栓形成,有助于防治动脉粥样硬化。

(3)菌类食物的合理利用

在食用菌类食物时,还应注意食品卫生,防止食物中毒。例如,银耳易被酵米面黄杆菌污染,食入被污染的银耳,可发生食物中毒。在食用野生菌类时,要谨防各类因素引起的中毒。

9.调味品及其他

(1)烹调油

烹调油的食物来源有两种:一种是动物的脂肪,如动物的体脂(猪油、牛油、羊油等)、动物的乳脂(黄油);另一种是植物的种子,如豆油、花生油、芝麻油、菜籽油、茶籽油及其他种子油等。此外尚有氢化植物油制成的人造黄油。一般日常饮食中,从动物性食物中已摄入足够量的动物脂肪,炒菜用油推荐用植物油。

(2)食盐

食盐的主要成分是氯化钠,没有精制的粗盐还带有少量碘、镁、钙、钾等,海盐含碘较多。精盐则是比较纯的氯化钠。

(3)酱油

酱油是由脱脂大豆(或豆饼)或小麦(或麦麸)经酿造而成,在烹调中可增加食物香味,促进食欲,是我国烹调中很重要的调味品。为了防止腐坏,酱油中的含盐量约在18%,故也是人体钠的一个来源。酱油含少量蛋白质、碳水化合物及其他矿物质和维生素 B_1。

（4）食醋

食醋是由粮食（淀粉）或酒糟经醋酸酵母菌发酵制成的,含有醋酸 3%～4%,有调味、促进食欲作用。用于烹调排骨、小鱼,有助于骨中的钙、磷溶解,增加其吸收利用。另外,食醋有去鱼、虾腥味的作用,使鱼、虾腥臭的胺化物是弱碱性的,醋酸能中和它,使腥臭味减少。

（5）酒

酒是由制酒原料中的碳水化合物经过酿造发酵而成的。酒中含有酒精和糖,每克酒精产生热能为 7kcal。一般白酒是将发酵形成的酒醅再经过蒸馏而成,故酒精含量比较高,白酒的酒精浓度达到 40%～60%,属于烈性酒。发酵酒如黄酒（又名料酒、绍兴酒）、葡萄酒、啤酒、水果酒等酒精含量比较低,约在百分之十几以下,其中啤酒酒精含量更少,为 3%～5%。烹调中常用黄酒去腥除膻,造成鱼、虾腥味的三甲胺,能溶解在酒精中,加热烹调时,腥味随酒精一起蒸发而消失。

（6）食糖

日常用的食糖多为蔗糖。食糖是纯碳水化合物,如白砂糖含碳水化合物达 99%,只提供热能,缺乏其他营养素。红糖没有经过精炼,含碳水化合物约 94%,含有铁、铬、少量其他矿物质。

（7）蜂蜜

蜂蜜含碳水化合物约 80%,主要是果糖及葡萄糖,易于吸收利用。果糖使蜂蜜的味较甜。蜂蜜除含糖可供热能外,它还含有少量矿物质如钙、钾、铁、铜、锰等及少量维生素如维生素 B_2、叶酸、维生素 C。此外,蜂蜜含有多种酶,有促进人体代谢的良好作用,蜂蜜还有润肠的功能。

（8）味精

味精是谷氨酸钠盐。我国生产的味精以淀粉为原料,经微生物发酵合成谷氨酸。味精味道鲜美,在烹调中可增加菜肴的美味,因而有促进食欲的作用。炒菜及做汤均宜在起锅前加入味精;加热时间太久、温度过高,易使味精变质。

第2节 烹饪基础知识

一、常见烹饪原料好坏的识别

1. 肉类（猪、牛、羊肉）

鲜肉有种固有的香味，表面微有干膜，肉色淡红发光，指压有弹性，肉汁透明。鲜肉切口处呈紫红色，暂时放置则氧化成鲜明的红色，长时间放置变成褐色；不鲜的肉表面干燥或极为湿润（不排除其为注水肉），呈灰色或淡绿色，无光泽，无弹性，发黏，甚至有腐臭气味。

2. 蛋类

鲜蛋表面粗糙，有一层白霜，通过光线照射呈半透明状，轮廓清晰。质量差的蛋一般表面光滑、发暗，摇晃时响声明显，光照发暗或有污点。鲜蛋密度一般为 1.08 左右，变质蛋密度可降至 1.03 左右，所以，如把鲜蛋放在密度为 1.03 的盐水中其会立即下沉。刚开始变质的蛋或存放时间较长的蛋则一端向下缓慢下沉；完全变质的蛋则漂浮在水面上。

3. 饮料类

优质饮料无沉淀和漏气，开瓶后具有原汁香味，如汽酒、果汁等；有混浊或沉淀，有异味，无论是汽水、露剂均表示已变质。

4. 鱼类

（1）活鱼

活泼好游动，对外界刺激有敏锐的反应，无伤残、不掉鳞，体色发亮，喜欢在池底部、中间游动的鱼品质最佳。

（2）鲜鱼

鲜鱼是指死后不久的鱼。体硬不打弯，眼睛透明、洁净、突出，鳃鲜红、紧合，鳞片紧附鱼体，体侧有光泽，肉质紧密富有弹性，肚腹不膨胀，肛门不突。鱼体有腥味，鱼鳞色泽灰暗、松动易掉，眼睛浑浊，鱼身有黏液，机体弹性差，鳃呈暗红或灰色，鱼背发软的则品质不佳。鱼眼灰暗或塌陷，有时因内脏溢血而发红，鳞片脱光，鱼体有陈腐味和臭味，则说明该鱼的质量最差，已不宜食用。

（3）冻鱼

质量好的冻鱼,鱼面清洁,有光泽,鱼肉、鱼骨连接、不脱离。用温水解冻后,符合鲜鱼本身的外表特点。如带鱼为银灰色,黄鱼为黄白色,闻其无异味。冻鱼解冻后,如腹部变黑,鱼体无弹性,且肉、骨脱离,说明该鱼在冷冻前即已变质,要是再有难闻的异味、腥臭、恶臭等,说明已是腐败变质的鱼了。

5. 虾类

新鲜虾头尾完整,爪须齐全,有一定的弯曲度,虾身较挺,皮壳发亮,呈青绿色或青白色,肉质坚实、富有弹性。

不新鲜的虾头尾易脱落,不能保持原有的弯曲度,皮壳发暗,虾体变红或灰紫色,肉质松软。

6. 蟹类

活蟹腿肉坚实、肥壮有力、饱满,背壳呈青绿色,分量较重,翻扣在地能迅速翻转过来。腿肉松空,瘦小,背壳呈暗红色,肉质松软,分量较轻的蟹不是新鲜的蟹。

7. 禽类

禽类品质的好坏,通常采用感官检验的方法鉴定。主要检验其嘴、眼、皮肤、肉的弹性和气味。弹性降低、有异味的品质不好。

8. 食用油

食用油的品质检验一般采用感官检验方法,包括:

（1）透明度

油脂的透明度表明了油脂的精炼程度。油脂混浊、透明度下降说明油脂中存在过多水分、蛋白质、磷脂、蜡质以及变质后所产生的物质。

（2）气味

动物油脂具有特殊的气味,不应有哈喇味或其他异味。

（3）颜色

品质好的豆油为深黄色,花生油为淡黄色,香油为棕红色,菜籽油为棕褐色。对于精炼油脂,色泽越淡说明质量越好。

9. 罐头类食品

鉴别罐头的优劣,一般是先是看罐头的出厂日期,再看罐头的形体;如果是玻璃瓶装罐头,还要观看罐内食物的形态与颜色。

(1)看出厂日期

铁皮罐头的保存期一般为2年,玻璃装瓶罐头为1年,购买时应仔细查看罐头上所注明的出厂日期。

(2)看罐头的形体

铁皮罐头先看接缝卷边的地方有没有凹陷或凸出,如果有则说明罐头上可能有缝隙。再看看罐外有无铁锈,如果有铁锈,就可能有孔眼。罐头有了缝隙或孔眼,空气就会进入罐内,引起食品的变质腐败。

(3)看罐盖和罐底

正常、完好的罐头内气体少,气压低,盖和底一般是向内凹陷或平的,罐身洁净,有光泽,焊锡完整,封口严密。如果罐头内的食品变质了,细菌便大量繁殖,产生二氧化碳气体,使罐内压力增大;当罐内压力大于外界空气压力时,罐盖、罐底就膨胀凸出。

(4)指压罐盖或罐底

拿起罐头,用手指按压罐盖或罐底,一直按到铁皮出现压坑为止,稍等一会,如果压坑处开始复原,说明罐内食品已经不新鲜了。

另外,玻璃瓶装罐头,瓶内食品颜色正常,汤汁清澈,瓶底没有沉淀物,食品块形完整,说明瓶内食品是好的。如瓶内食品变色、汤汁浑浊、有沉淀物等说明食品已经变质。

二、烹制菜肴

烹制菜肴有多种技法,必须掌握蒸、炒、炖、拌、炸、煮、煎、煨等实用性较强的烹饪技法。同时还需掌握凉菜、汤菜和甜菜的制作技法。

1. 蒸制菜肴

蒸是以蒸锅作工具,以蒸汽传热,使菜肴成熟的一种烹调方法。用蒸的方法制作的菜肴,既保持了原料的原汁原味,又能突出原料本身的鲜味。

技术关键

①蒸制菜肴的腌制工序非常重要,菜肴原料调味尽量要一次到位;

②蒸锅中添加水要适量,因水过少而中途加水会影响菜肴质量,水过多则既费时又消耗能源;

③蒸制的菜肴绝大多数是热食,最好现吃现做;

④准确掌握蒸制时间,时间长了菜肴会成熟过度,时间短则不熟;

⑤正确运用火力,火力掌握不恰当会严重影响菜肴质量;

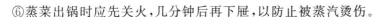

⑥蒸菜出锅时应先关火,几分钟后再下屉,以防止被蒸汽烫伤。

2．炒制菜肴

炒是烧热炒锅,葱姜爆锅,投入原料,急火快炒,速成菜的一种烹调方法。因其成熟快,原料需形体小,以丁、丝、片、条、末等为主。根据炒制原料的性质和具体操作手法的不同,可分为生炒、熟炒、滑炒、软炒四种。成菜特点:汁、芡均较少,且紧包原料,菜品鲜嫩,滑爽清脆,鲜香。

技术关键

①原材料加工成形后,码味、上浆味要足。

②原料形体必须小,主要以丁、片、块、段或丝为主。

③炒制时火力要大,成菜芡、汁要少;调味应在菜品即将成熟时进行。

3．炖制菜肴

炖法是将原料加汤水及调味品,旺火烧沸后转中、小火长时间烧煮成菜的烹调方法。炖法根据所加调味品及成菜色泽可分为清炖和混炖两种。清炖是最常用的一种炖法,多以一种原料为主,无色,常用于制作汤菜或汤,成菜汤多色清,鲜醇不腻。混炖是将底料煸炒,主料先炸或煎后炖。

技术关键

①要准确掌握好汤水的量,汤水过多,原料不易进味,汤水少容易烧干,中途加水会影响菜品质量。

②要控制好盐的投放量,盐过多、过少均会直接影响菜品的味道。原料下锅时,汤水的食盐量应控制在1.3％左右;汤汁挥发以后的含盐量还会增高,成品菜入味才能达到较好的效果。

③注意控制火力,原则上是大火烧开小火慢炖;若一直用大火猛烧,原料反而更不容易熟烂入味,还容易造成干锅。

4．炸制菜肴

炸是以较多的油旺火加热,再把原料放入热油里使原料成熟的方法。炸制食品因形式的不同,成菜效果也各具特色。炸制方式有清炸、干炸、软炸、酥炸。清炸是原料不经码味、挂糊、上浆程序,而直接投入油锅炸制的方法。干炸是原料码味后经拍粉或挂糊后再入油锅炸制的方法。软炸是将形小、质嫩的原料码味后挂糊入油锅炸制的方法。酥炸是把入味制熟的原料挂糊再用油炸制的方法。

技术关键

①炸制食品的原材料一定要事先加工收拾干净。

②原料腌制入味要透且均匀,味不宜过重;炸制食品因后期不再调味,所以腌渍放盐时,葱、姜、花椒类的调味料要足量,炸制之前一定要将花椒去除。

③掌握好火力,控制好油温。熟料大多数只炸一次,入油时油温应低一些,达到皮酥肉嫩、色泽红润或金黄为宜。生料一般要炸两次,第一次油温应低一些,炸制时间应长一些,第二次复炸时间应短一些,油温应高一些,以保证菜肴达到外酥里嫩的效果。

④炸好的食品改刀时要防止皮肉分离,带皮菜要皮面朝上装盘。

⑤辅助调味要得当,调味料要另用小盘装,放在适当位置,不要撒或浇在原料上。

5. 煮制菜肴

煮是用较大量的水或汤,将烹饪原料放在其中煮熟的方法。煮有生煮和熟煮两种方法,生煮是把生的原材料直接放在水或汤中煮的方法;熟煮是把已加工熟的原料放在水或汤中煮制的方法。

技术关键

①原材料及调味品,要新鲜质优;

②煮制菜肴要重视汤口,调味要准确。

6. 煎制菜肴

煎是以少量油,小火烹制使原料成熟的方法,原料烹制前要先腌制入味。

技术关键

①原材料调味、腌渍入味要透而均匀;

②平锅或炒锅烧热后刷底油不宜太多,油太多便成为炸制食品了;

③要小火慢煎,成品要两面金黄。

7. 拌制菜肴

拌的技法使用比较广泛,有生拌、熟拌、生熟拌三种,也因菜品不同和温度不同采用凉拌、温拌和热拌。拌菜多数是冷食,选料必须严格,注意食品的安全卫生。

技术关键

①凉拌菜要严格进行刀具、菜墩、盛器的消毒,要生、熟分开;

②凉拌菜调味一次成型,调味要准确,咸味调料不可投放过多;

③凉拌菜应该食用多少拌多少,最好不要二次复热加工。

第3节　药膳与食疗基础知识

药膳与食疗,是指用温补或滋补类的中药和食物相配合,通过烹调加工成为具有一定色、香、味、形的美味佳肴。它"寓医于食",既将药物作为食物,又将食物赋以药用,发挥一定的滋补作用,可以协助新妈妈的内脏和生殖器官迅速恢复,并有助于排除恶露,调理体质,增强机体免疫力。但是药膳不像普通食物是可以轻易食用的,选用适当药膳可以提高滋补效果,但是,若药膳选用不当,反而会对人体有害。

产后药膳多以药粥和药肉膳为主:药粥是以米、粟、麦为主,配合补益药品同煮成粥;药肉膳以补益药品与肉类一同炖食。药膳所用中药和米、粟、麦及肉类,相辅相成,共同协作,加强滋补的作用。下面就列举几种针对产后的各症适用的药膳。

一、产后贫血的食疗

产妇在分娩中由于出血过多容易引起贫血。病情较轻者,除面色苍白外,无其他明显症状;病情较重者,则可出现面黄、水肿、全身乏力、头晕、心悸、胃纳减退、呼吸急促等症状,因此要及时调治。以下介绍几种药膳食疗方法。

1. 当归生姜羊肉汤

用料:当归 20g,生姜 15g,羊肉 250g,山药 30g,调味料适量。

制作与食用:将羊肉洗净切片,姜切片,当归用纱布包好后同山药、姜片一起放入砂锅内加水适量炖汤,烂熟后调味。饮汤食肉,每天 1 次,连用 10～15 天。

2. 枸杞猪骨汤

用料:生猪骨 500g,枸杞子 30g,黑豆 50g,红枣 20 枚,调味料适量。

制作与食用:将各料放锅中,加水适量,煮至烂熟后调味。饮汤食枸杞子、红枣、黑豆。每天 1 次,连用 15～20 天。

3. 归参鳝鱼汤

用料:当归 20g,党参 30g,鳝鱼 500g,料酒、姜、葱、精盐各适量。

制作与食用:将鳝鱼去头尾、内脏,当归、党参用纱布包好,共放锅内加水适量,再加料酒、姜、葱、精盐,一同炖煮至鳝鱼熟。吃鱼喝汤,1 天内用完,连用 10 天为一疗程。

4. 二胶粳米粥

用料:阿胶、鹿角胶各 20g,枸杞子 30g,粳米 100g,糖适量。

制作与食用：粳米、枸杞子分别淘洗干净煮成粥，然后加入阿胶、鹿角胶使其溶化，再煮二沸、三沸，即成。以粥代食，可加糖调味。每天 1 次，连用 10～15 天。

5. 羊肝枣米粥

用料：羊肝 100g，红枣 20 枚，枸杞子 30g，粳米 100g，姜、葱、精盐各适量。

制作与食用：将新鲜羊肝切成条状，放入锅内加油微炒，投入枸杞子、红枣、粳米同煮成粥，以葱、姜、精盐调味，代早餐食。连用半个月为一疗程。

6. 归芪蒸鸡

用料：当归 30g，黄芪 100g，母鸡 1 只，调味料适量。

制作与食用：将鸡宰杀去毛及内脏、头、足，入当归、黄芪于鸡腹内，加水清蒸鸡至烂熟，适加调料，即成。在 2 天内食完，可连食 5 只鸡。

二、产后腹痛的食疗

产后腹痛是指产褥期内由于子宫收缩而引起的腹痛，中医称"宫缩痛""后阵痛""儿枕痛"，多因血虚、寒凝、血瘀、食滞所致。食疗以调养气血、通络止痛、温经散寒、活血化瘀为主。

以下介绍几种产后腹痛的食疗方法。

1. 当归羊肉汤

用料：当归、生姜各 100g，瘦羊肉 1kg，调味料适量，桂皮少许。

制作与食用：将当归、生姜用纱布包好，羊肉切成小块，加调料、桂皮。文火焖煮至羊肉烂熟，去药渣。食肉，喝汤，每天 2 次。

2. 桂皮红糖水

用料：桂皮 5～10g，红糖 20g。

制作与食用：桂皮加红糖，水煎后温服。

3. 生姜红糖茶

用料：红糖 100g，生姜 10g。

制作与食用：红糖、生姜加水煎服。

4. 黄芪蒸鸡

用料：母鸡 1 只(2000g)，黄芪、党参、山药、红枣各 33g。

制作与食用：母鸡洗净，与黄芪、党参、山药、红枣同置蒸锅上，隔水蒸熟后食用。

5. 芹菜水

用料：芹菜（连根茎叶）100g，红糖、黄酒各适量。

制作与食用：干芹菜（连根茎叶）加水煎服，加入红糖和黄酒，空腹服下。

6. 山楂红糖水

用料：山楂、红糖各适量。

制作与食用：山楂水煎成浓汁，加红糖，每天2次。

三、恶露不止的食疗

恶露不止多为冲任不调、气血运行失常所致，又称为产后恶露不止。其食疗方法如下。

1. 苏木鸭蛋

用料：鸭蛋1个，苏木10g。

制作与食用：鸭蛋、苏木加水同煎煮至蛋熟。去药渣，食蛋饮汤，早晚各1次。

2. 豆皮白糖清热蛋

用料：鸡蛋2个，豆腐皮1张，白糖30g。

制作与食用：洗净鸡蛋壳，打一个洞让蛋清流净，留下蛋黄。旺火起锅，水沸时加入豆腐皮、白糖，打入鸡蛋黄，煮熟即可。

3. 二山粥

用料：粳米、山药、山楂、糖各适量。

制作与食用：山药、山楂与粳米、糖同煮成粥后食用。

4. 赤豆茶

用料：赤豆适量。

制作与食用：赤豆煎汤作茶饮用。

5. 红糖茶

用料：红糖适量，茶叶少许。

制作与食用：红糖中加入少许茶叶，作糖茶喝。

6. 藕汁饮

用料：藕汁100g，白糖20g。

制作与食用：将新鲜嫩藕榨取藕汁，加入白糖后食用。

四、产后便秘的食疗

产后由于饮食变化、活动量减少以及伤口疼痛等原因,易引起便秘,以下介绍几种食疗方法供参考。

1. 黑芝麻核桃糊

用料:黑芝麻90g,核桃仁60g,蜂蜜60g。

制作与食用:将芝麻、核桃仁捣烂,磨成糊,煮熟后冲入蜂蜜,分2次一天服完。

2. 奶蜜饮

用料:黑芝麻25g,蜜蜂30g,牛奶30g。

制作与食用:将黑芝麻捣烂,加入蜜蜂、牛奶调和。每天早晨空腹时冲服。

3. 苏子麻仁粥

用料:紫苏子10～15g,麻子仁10～15g,粳米60g。

制作与食用:将麻子仁捣烂如泥,然后加水慢研,滤汁去渣。再同紫苏子、粳米煮成稀粥后食用。

4. 首乌粥

用料:粳米30～60g,首乌30g。

制作与食用:将首乌切片与粳米共煮为粥,每天服用1次。

五、子宫脱垂的食疗

子宫脱垂是指子宫从正常位置沿阴道下降,子宫颈外口达坐骨棘水平之下。多因不合理接生、慢性咳嗽、长时间站立所致。中医称"阴挺",即感到阴中有物下坠,挺出阴户外之意。食疗方法如下。

1. 首乌鸡

用料:雄鸡1只,何首乌30g。

制作与食用:杀鸡去内脏,洗净,首乌研成末。以纱布包首乌末并纳入鸡腹内,加水将鸡炖至烂熟,取出首乌末,吃鸡肉喝汤。

2. 黄鳝汤

用料:黄鳝数条,生姜、精盐各适量。

制作与食用:黄鳝去内脏、切成段,加生姜、精盐、水煮成汤食用。每天1次,连服3～4周。中医认为黄鳝味甘性温,入肝、脾、肾经,可补中益气养血。

3. 黑枣

用料:黑枣适量。

制作与食用:最好用荷叶蒸后食用。

4. 猪肚

用料:猪肚1只,无花果、莲子各适量。

制作与食用:猪肚洗净,装入无花果和莲子,炖烂后食用。可常食。

(杨菊林)

本章思考题

1. 简述影响人体基础代谢的因素。

2. 人体能量消耗的组成有哪些?

3. 简述碳水化合物、脂肪、蛋白质的生理功能以及其食物来源。

4. 简述钙、铁、锌、碘、硒的缺乏症以及其食物来源。

5. 简述维生素 A、D、E、B_1、B_2、C、PP 及叶酸的缺乏症以及其食物来源。

6. 简述水和膳食纤维的生理功能和食物来源。

7. 简述粮谷、豆类坚果、蔬菜水果、肉蛋奶、水产、菌菇、调味品营养价值特点,并说明如何合理使用。

8. 如何合理选择烹饪原料?

9. 简述蒸、炒、炖、拌、炸、煮、煎等烹饪技法的要点。

10. 列举 1~2 种产后贫血、产后腹痛、恶露不止、便秘、子宫脱垂等病症的药膳食疗方法。

第5章　孕产妇营养基础

第1节　孕产妇营养原则

一、孕妇营养原则

1. 孕早期

处于孕早期的准妈妈大多受妊娠反应困扰,胃口不佳,这个阶段,准妈妈并不用刻意让自己多吃些什么,与其每天对着鸡鸭鱼肉发愁,不如多选择自己喜欢的食物,以增进食欲。

营养原则1:孕早期的膳食以清淡、易消化吸收为宜。

营养原则2:孕妇应当尽可能选择自己喜欢的食物。

营养原则3:为保证蛋白质的摄入量,孕妇可适当补充奶类、蛋类、豆类、坚果类食物。

营养原则4:在孕早期注意摄入叶酸,因为叶酸关系到胎儿的神经系统发育。若怀孕时缺乏叶酸,容易造成胎儿神经管的缺陷,如无脑儿或脊柱裂,并且发生兔唇、腭裂的概率也升高。许多天然食物中含有丰富的叶酸,各种绿色蔬菜(如菠菜、生菜、芦笋、小白菜、花椰菜等)及动物肝肾、豆类、水果(香蕉、草莓、橙子等)、奶制品等都富含叶酸。

营养原则5:维生素的供给要充足。如果准妈妈的妊娠反应严重影响了正常进食,可在医生建议下适当补充综合维生素片。

饮食安排:

根据自己的胃口进食,不必刻意多吃或少吃什么。少吃多餐,能吃就吃,是这段时期孕妇饮食的主要方针。这段时期,如进食的嗜好有所改变也不必忌讳,吃些酸的食品可能会增进食欲。

2. 孕中期

孕中期是胎儿迅速发育的时期,处于孕中期的准妈妈体重迅速增加。这时,准妈妈要补充足够的热能和营养素,才能满足自身和胎儿迅速生长的需要。当然,孕妇也不能不加限制地过多进食。过度进食不仅会造成准妈妈身体负担过重,还可能导致妊娠糖尿病的产生。

营养原则 1:荤素兼备、粗细搭配,食物品种多样化。

营养原则 2:避免挑食、偏食,防止矿物质及微量元素的缺乏。

营养原则 3:避免食用过多的油炸、油腻的食物和甜食(包括水果),防止出现自身体重增加过快。

营养原则 4:适当注意补充含铁丰富的食物,如动物肝、血和牛肉等,预防缺铁性贫血。同时补充维生素 C 也能增加铁的吸收。

营养原则 5:孕妇对钙的需求有所增加,多食用含钙较多的食物,如奶类、豆制品、虾皮和海带等。

饮食安排:

这段时期孕吐已消失,准妈妈食欲较好,胎儿生长发育较快,因此,准妈妈要充分吸取营养以保证母婴的需要,但对碳水化合物类食物不要摄入过多,要充分保证钙、磷、铁、蛋白质、维生素的摄入量,并适当增加粗粮及含钙食品。

3. 孕晚期

最后 3 个月是胎儿生长最快的阶段,孕妇的膳食要保证质量、品种齐全。由于各个孕妇的具体情况不同,产科医生通常会根据孕晚期的营养特点,结合孕妇的具体情况,给孕妇的饮食做出相应调整。

营养原则 1:饮食保证质量、品种齐全。

营养原则 2:适当增加热能、蛋白质和必需脂肪酸的摄入量(多吃海鱼有利于 DHA的供给),适当限制碳水化合物和脂肪的摄入(即减少米、面等主食的量),少吃水果,以免胎儿长得过大,影响顺利分娩。

营养原则 3:增加钙和铁的摄入。经常摄取奶类、鱼和豆制品;虾皮、动物的肝脏和血液铁含量很高,应经常食用。

营养原则 4:注意控制盐分和水分的摄入量,以免发生浮肿,甚至引起孕毒症。

营养原则 5:对于一些高能量的食物,如白糖、蜂蜜等甜食宜少吃,以防止食欲降低,影响其他营养素的摄入量。

营养原则6：多选择体积小、营养价值高的食物，如动物性食品；少吃营养价值低而体积大的食物，如土豆、红薯等。

饮食安排：

准妈妈根据自身体重的增加来调整食谱，为分娩储存必要的能量。饮食的调味要尽量清淡，少吃盐和酱油，实在难以下咽时，可以用果酱、醋来调味。平时可少吃多餐。

二、产妇营养原则

哺乳期妇女（乳母）一方面要逐步补偿妊娠、分娩时所损耗的营养素储备，促进各器官、系统功能的恢复；另一方面还要分泌乳汁、哺育婴儿。如果营养不足，将影响母体健康，减少乳汁分泌量，降低乳汁质量，影响婴儿的生长发育。因此，应根据授乳期的生理特点及乳汁分泌的需要，合理安排膳食，保证充足的营养供给。

在一般人群膳食指南（十条）基础上，哺乳期妇女膳食指南增加以下五条内容。

1. 增加鱼、禽、蛋、瘦肉及海产品摄入

动物性食品如鱼、禽、蛋、瘦肉等可提供丰富的优质蛋白质，乳母每天应增加总量100～150g 的鱼、禽、蛋、瘦肉，其提供的蛋白质应占总蛋白质的 1/3 以上。如果增加动物性食品有困难时，可多食用大豆类食品以补充优质蛋白质。为预防或纠正缺铁性贫血，也应多摄入些动物肝脏、动物血、瘦肉等含铁丰富的食物。此外，乳母还应多吃些海产品，对婴儿的生长发育有益。

（1）乳母营养不足影响乳汁的质与量

乳汁中营养素含量相对稳定，乳母膳食状况一般不会明显影响乳汁中营养素含量，但是如果乳母在孕期和哺乳期的蛋白质与能量均处于不足或边缘缺乏状态，则会影响泌乳量和乳汁中的营养素水平。即便是健康状况良好的乳母，如果哺乳期节制饮食，也可使母乳量迅速减少。泌乳量受多种因素的影响。当乳母能量摄入很少时，可使泌乳量减少到正常的 40%～50%。一般营养较差的乳母产后前 6 个月每日泌乳量为 500～700mL，后 6 个月每日为 400～600mL；严重营养不良的乳母的泌乳量可降低到每天100～200mL，甚至可能完全终止泌乳。

（2）如何判断奶量是否充足

完全母乳喂养的婴儿，生长发育良好，大小便正常，并且评价营养状况的生化指标都在适宜水平时，可以认为泌乳量充足，母乳喂养是成功的。但是，由于婴儿母乳需要量和母亲泌乳量的个体差异都很大，故很难根据奶量来判断能否满足婴儿的需要，通常可根据婴儿体重的增长率来判断奶量是否充足。

（3）要保证乳母摄入充足的优质蛋白质

婴儿用母乳喂养最为理想，而乳母的蛋白质营养状况对泌乳有很大影响。营养良好的乳母，每天泌乳量在800mL以上。如果膳食中蛋白质的质和量不理想，可使乳汁的分泌量减少，并影响到乳汁中蛋白质的氨基酸组成。故供给乳母足量、优质的蛋白质非常重要。

以平均泌乳量750mL计算，乳母每天分泌到乳汁中的蛋白质约9g，由膳食蛋白质转变为乳汁蛋白质的转换效率为70%，故泌乳750mL需消耗蛋白质13g。如果膳食供给的蛋白质生物学价值低，则转变成乳汁蛋白质的效率会更低。因此，为满足乳母对蛋白质的需要，《中国居民膳食营养素参考摄入量》建议，乳母每日应增加蛋白质20g，并保证优质蛋白质的供给，鱼、禽、蛋、瘦肉、大豆类食物是优质蛋白质的最好来源。

（4）乳母应增加海产品摄入

海产鱼虾除蛋白质丰富外，其脂肪富含n-3多不饱和脂肪酸，牡蛎富含锌，海带、紫菜富含碘。这些营养素都是婴儿生长发育尤其是脑和神经系统发育必需的。有研究显示，能量平衡时，乳汁脂肪酸含量和组成与乳母膳食脂肪摄入量和种类有关。母乳中锌、碘含量也受乳母膳食中锌、碘含量的影响。因此乳母增加海产品摄入可使乳汁中DHA、锌、碘等含量增加，从而有利于婴儿的生长发育，特别是脑和神经系统发育。

2. 适当增饮奶类，多喝汤水

奶类含钙量高，易于吸收利用，是钙的最好食物来源。乳母每日若能饮用牛奶500mL，则可从中得到约600mg优质钙。对那些不能或没有条件饮奶的乳母，建议适当多摄入可连骨带壳食用的小鱼、小虾、大豆及其制品，以及芝麻酱及深绿色蔬菜等含钙丰富的食物。必要时可在保健医生的指导下适当补充钙制剂。此外，鱼、禽、畜类等动物性食品宜采用煮或煨的烹调方法，促使乳母多饮汤水，以便增加乳汁的分泌量。

（1）乳母要增加奶类等含钙丰富的食物摄入

如果乳母膳食中钙摄入量不能满足需要，乳母骨骼中的钙将被动用来维持乳汁钙含量的稳定，乳母可因缺钙而易患骨质软化症，出现腰酸腿痛、肌肉痉挛等症状。为保证乳汁中钙含量的稳定及母体的钙平衡及后续骨健康，乳母应增加钙摄入量。《中国居民膳食营养素参考摄入量》建议，乳母膳食中钙适宜摄入量为每日1200mg。由于我国大多数居民膳食中奶类摄入量少，妇女哺乳期钙的平均摄取量大多在适宜摄入量的50%左右，有的仅达到20%~40%。因此乳母应增加奶类等含钙丰富的食物摄入，每日饮奶约 500mL,以增加约 600mg 钙的摄入。为增加钙的吸收和利用,乳母也应注意补充维生素 D 或多做户外活动。

(2)乳母要多喝汤水

乳母每天摄入的水量与乳汁分泌量密切相关。摄水量不足时,可使乳汁分泌量减少,故乳母每天应多饮汤水。此外,由于产妇的基础代谢较快,出汗多再加上乳汁分泌,其需水量高于一般人。因此产妇多喝一些汤是有益的。鱼汤、鸡汤、肉汤营养丰富,含有可溶性氨基酸、维生素和矿物质等营养成分;鱼汤、鸡汤、肉汤不仅味道鲜美,还能刺激消化液分泌,改善食欲,帮助消化,促进乳汁的分泌;用大豆、花生加上各种肉类(如猪腿或猪排骨)煮成汤,鲫鱼汤,蘑菇煨鸡汤,猪腿和鸡蛋一起煮汤均可促进乳汁分泌。如经济条件有限,不能多吃动物性食品,可用豆腐汤或骨头汤配以适量黄豆、豆腐和青菜等来代替。

(3)摄入充足的微量营养素以保证乳汁的营养素含量

在哺乳期间,需要优先考虑的微量营养素包括维生素 A、维生素 B_1、维生素 B_2、维生素 B_6、维生素 B_{12}、碘、锌等。因为母乳中这些营养素的含量受乳母膳食的直接影响,加上婴儿对这些微量营养素的储备通常较少而需要相对较多,所以必需依赖母乳提供。如乳母摄入或储备不足,使乳汁中这些微量营养素的含量降低,这将对婴儿的生长发育产生不利影响。已经证明,通过给乳母补充这些微量营养素,可使乳汁中这些营养素的浓度迅速提高。

3. 产褥期食物多样,不过量

产褥期的膳食同样应是多样化的平衡膳食,以满足营养需要为原则,无须特别禁忌。我国大部分地区都有将大量食物集中在产褥期消耗的习惯;有的地区乳母在产褥期膳食单调,大量食用鸡蛋等动物性食品,其他食品如蔬菜水果则很少选用。要注意纠正这种食物选择和分配不均衡的问题,保持产褥期食物多样充足而不过量,以利于乳母健康,保证乳汁的质与量和持续地进行母乳喂养。

(1)产褥期

产妇自胎儿及其附属物娩出,到生殖器官恢复至非妊娠状态一般需要 6 周～8 周,这段时间在医学上称为产褥期,民间俗称"坐月子"。产褥期是妇女一生中非常特殊的阶段,由于承受了妊娠和分娩的巨大应激反应,其生理和心理上都发生了很大变化,体力和机体储存的营养物质也有很大消耗,母亲不仅需要恢复自身的健康,还要分泌乳汁、喂养婴儿,因此产褥期需要充足的食物和营养。

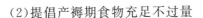

（2）提倡产褥期食物充足不过量

按我国传统，人们很重视"坐月子"时的食补，产妇要消耗大量的禽、蛋、鱼和肉类等动物性食物。过多的动物性食物摄入，使绝大多数产妇蛋白质、脂肪摄入过量，加重其消化系统和肾脏的负担；过多的动物性食物摄入也减少产妇对其他食物的摄入，使维生素和矿物质的摄入减少，导致营养不均衡。因此，产褥期食物应均衡多样而充足，但不应过量。

（3）为什么产褥期要重视蔬菜水果摄入

我国不少地方民间流传产后不能吃生冷食物的习俗，蔬菜、水果首当其冲。"坐月子"不吃蔬菜水果的习俗是很不利于健康的。新鲜蔬菜水果含有多种维生素、矿物质、膳食纤维、果胶、有机酸等成分，可增进食欲、增加肠蠕动、防止便秘、促进乳汁分泌，是产妇不可缺少的食物。产妇在分娩过程中体力消耗大，腹部肌肉松弛，加上卧床时间长，运动量减少，致使肠蠕动变慢，比一般人更容易发生便秘。假如禁食蔬菜水果，不仅会增加便秘、痔疮等疾病的发病率，还会造成某些微量营养素的缺乏，影响乳汁中维生素和矿物质的含量，进而影响婴儿的生长发育。因此产褥期要重视蔬菜水果的摄入。

4．忌烟酒，避免喝浓茶和咖啡

乳母吸烟（包括间接吸烟）、饮酒对婴儿健康有害，喝浓茶、咖啡也可能通过乳汁影响婴儿的健康。因此，为了婴儿的健康，哺乳期应继续忌烟酒，避免饮用浓茶和咖啡。

5．科学活动和锻炼，保持健康体重

大多数妇女生育后，体重都会较孕前有不同程度的增加。有的妇女分娩后体重居高不下，导致生育性肥胖。研究表明孕期体重过度增加及产后不能成功减重，是导致女性肥胖发生的重要原因。因此，哺乳期妇女除注意合理分配膳食外，还应适当运动及做产后健身操，这样可促使产妇机体复原，保持健康体重，同时减少产后并发症的发生。坚持母乳喂养有利于减轻体重，而哺乳期妇女进行一定强度的、规律性的身体活动和锻炼，也不会影响母乳喂养的效果。

中国人的传统观念认为产后"坐月子"应多吃少动，才能养好身体，其实不然。按现代医学观点，产后应尽早适当活动（运动）才更利于体力恢复，减少产后并发症的发生，促使产妇机体复原，保持健康体型。关键是如何根据产褥期妇女的生理特点，在保证充足的休息和睡眠、避免过劳和过早负重的前提下，按适宜的运动方式进行适当强度的身体活动和锻炼，如做产后健身操。

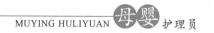

第2节　产褥期常见营养问题

一、产后缺钙

产后特别是乳母,每天大约需摄取1200mg钙,使分泌的每升乳汁中含有300mg以上的钙。乳汁分泌量越大,钙的需要量就越大。而乳母在产后体内雌激素水平较低,泌乳素水平较高。因此,在月经未复潮前骨更新钙的能力较差,乳汁中的钙往往会消耗过多体钙。这时,如不补充足量的钙就会引起腰酸背痛、腿脚抽筋、牙齿松动、骨质疏松等"月子病";还会导致婴儿发生佝偻病,影响牙齿萌出、体格生长和神经系统的发育。

很多人认为,孕期每天补钙,钙量充足,产后又正儿八经地"坐月子",每天吃鸡吃肉,还喝骨头汤,所以就不用补钙了,其实不然。中国营养学会推荐,孕妇和乳母每天的钙适宜摄入量为1600mg,日常膳食很难达到。所以,专家建议,为了孩子的生长发育,产妇最好每天吃一片含钙量为600mg的钙片,此外,还要多吃奶制品、豆制品等进行食补。

①据我国饮食的习惯,建议产后每天喝奶至少250mL,以补充乳汁中所需的300mg的优质钙。如果对乳糖不耐受,可适量饮用酸奶。

②每天的饮食要多选用豆类或豆制品,一般来讲摄取100g左右豆制品,就可摄取到100mg的钙。同时,多选用乳酪、海米、芝麻或芝麻酱、西兰花及羽衣甘蓝等,保证钙的摄取量至少达到800mg。

③由于食物中的钙含量不好确定,所以最好在医生指导下补充钙剂。这样,便可清楚自己是否补足了钙。

④多去户外晒太阳,并做产后保健操,促进骨密度恢复,增加骨硬度。

根据我国饮食的习惯,建议产妇每天喝奶至少250mL,以补充乳汁中所需的300mg的优质钙,妈妈们还可以适量饮用酸奶,提高食欲。

再有,妈妈也可以多去户外晒晒太阳,这样也会促进骨密度恢复,增加骨硬度。

二、产后贫血

产妇因分娩时出血过多或产前有贫血症状导致产后身体虚弱,称产后贫血。产后贫血,多由产妇在分娩中出血过多所引起,表现为面色苍白或萎黄、头晕、心慌、乏力、气短、食欲减退、浮肿等症状,这对产妇本身和婴幼儿发育均可造成不良影响,因此要及时加以调补,药物结合食疗常能取得理想的效果。

1. 产后贫血的表现症状

①病情轻者,除面色略苍白外,无其他明显症状;

②病情较重者,则有面黄、水肿、全身乏力、头晕、心悸、呼吸短促等症状。

2. 产后贫血的原因

产妇分娩时大量出血或者是产后身体虚弱,极易出血。孕产的时候会出血导致元气大伤,补铁可以提高血红蛋白的生成造血,需要多吃富含铁的食物,如动物的肝脏和血液、红色的肉类、豆类制品、新鲜的蔬菜和水果等,同时补充补血铁剂可以快速造血恢复血气,补铁生血增加营养,有效加快血红蛋白的合成数量,加快产后的血气恢复和提高免疫力。

3. 产后贫血饮食宜忌

产后贫血的患者,宜食用含铁丰富的食物,如海带、紫菜、蘑菇、香菇、木耳、豆类及其制品、肉类、禽蛋以及动物内脏等。同时要供给高蛋白的饮食,因高蛋白的饮食一方面可促进铁的吸收,另一方面也使人体合成血红蛋白所必需的物质。含蛋白质丰富的食物,如鸡蛋、乳类制品、肉类等。另外,可补充维生素C,维生素C是酸性物质,具有增进铁吸收的作用。

注意贫血患者不易饮茶、酒、咖啡,因为酒中的单宁酸、可可与茶中的多酚会严重抑制人体对铁的吸收。饮食中钙质过多也影响铁的吸收,所以补铁时不宜食用乳制品。植物中的植酸、草酸也会和铁形成人体不宜吸收的物质。故补铁时要注意禁酒、茶、咖啡、乳制品以及果蔬。

三、产后缺乳

产后乳汁少或完全无乳,称为缺乳。乳汁的分泌与乳母的精神、情绪、营养状况、休息和劳动都有关系。任何精神上的刺激如忧虑、惊恐、烦恼、悲伤,都会减少乳汁分泌。乳汁过少可能是由乳腺发育较差、产后出血过多或情绪欠佳等因素引起的,感染、腹泻、便溏等也可使乳汁缺少,或因乳汁不能畅流所致。对前者西医尚无特殊处理方法,对后者可用催产素肌肉注射,以促使乳汁流出;或用吸奶器等方法。

1. 产后缺乳的原因

(1)过早添加配方奶或其他食品

这是造成奶水不足的主要原因之一。由于宝宝已经吃了其他食物,并不感觉饥饿,便自动减少吸奶的时间,如此一来,乳汁便会自动调节减少产量。

（2）喂食时间过短

有些妈妈限制哺喂的次数,或者每次喂食时间过短等,都会造成母奶产量的减少。事实上,哺喂母奶不必有固定的时间表,宝宝饿了就可以吃;每次哺喂的时间也应由宝宝自己来决定。有时候宝宝的嘴离开妈妈的乳头,可能只是想休息一下、喘一口气,或是因为好奇心想要观察周围的环境等。

（3）婴儿快速生长期

大约二至三周、六周以及三个月,是婴儿较为快速的生长阶段,此时宝宝会频频要求吸奶,这可以说是宝宝本能地在增加妈妈的奶水产量,若在此时添加其他食物,反而会妨碍奶水的增加。

（4）产妇营养不良

产妇平日应该多注意营养,不宜过度减轻体重,以免影响乳汁的分泌;最好多食用富含蛋白质的食物,摄入适量的液体,并注意营养是否均衡。

（5）母亲睡眠不足、压力过大

为人母的工作是十分耗费精神以及体力的,建议产妇们应放松心情,多找时间休息,就可以解决暂时奶水不足的现象

2．产后缺乳的对策

（1）帮助母亲树立母乳喂养成功的信心和母乳喂养的热情

母乳喂养需要得到家庭尤其是丈夫的支持,帮助母亲树立母乳喂养成功的信心和母乳喂养的热情,使母亲感到能用自己的乳汁喂养孩子是最伟大的工作,并感到自豪和快乐。少数母亲感到喂奶太麻烦、太累,心里不情愿则乳汁会减少。同时要消除焦虑的情绪,多休息,生活有规律,保持愉快心情。

（2）增加哺乳次数,这是增加乳量的最重要措施

尤其是在婴儿4个月以前每天可哺乳10～12次,并适当延长每侧乳房的吸吮时间,如能保证晚间喂哺则更理想。因为婴儿对乳头的吸吮可通过神经反射刺激脑垂体分泌大量的催乳素,使乳汁分泌增加。

（3）增加妈妈的营养

这对营养不良的母亲来说是最重要的。应多吃富含蛋白质,碳水化合物,维生素和矿物质的食物,如牛奶、鸡蛋、鱼肉、蔬菜、水果,多喝汤水如酒酿蛋、火腿鲫鱼汤、黄豆猪蹄汤等。

（4）使用中药催奶

如确实母乳量少可用些中药催奶，如王不留行、通草、川芎、当归、黄芪等。

（5）补充水分

哺乳妈妈常会在喂奶时感到口渴，这是正常的现象。妈妈在喂奶时要注意补充水分，或是饮用豆浆、杏仁粉茶（此方为国际母乳会推荐）、果汁、原味蔬菜汤等。水分补充适度即可，这样乳汁的供给才会即充足又富含营养。

（6）充分休息

夜里因为要起身喂奶好几次，晚上睡不好觉，睡眠不足当然奶水会少。哺乳妈妈要注意抓紧时间休息，白天可以让他人照看一下宝宝，自己抓紧时间睡个午觉，还要学会如何在晚间喂奶的同时不影响自己睡眠。

第3节 孕产妇营养评价基本方法

评价的方法主要是依据《中国居民膳食指南（2007）》。

其中中国孕期妇女和哺乳期妇女膳食指南如下：

（1）孕前期妇女膳食指南

①多摄入富含叶酸的食物或补充叶酸；

②常吃含铁丰富的食物；

③保证摄入加碘食盐，适当增加海产品的摄入；

④戒烟、禁酒。

（2）孕早期妇女膳食指南

①膳食清淡、适口；

②少食多餐；

③保证摄入足量富含碳水化合物的食物；

④多摄入富含叶酸的食物或补充叶酸；

⑤戒烟、禁酒。

（3）孕中、末期妇女膳食指南

①适当增加鱼、禽、蛋、瘦肉、海产品的摄入量；

②适当增加奶类的摄入；

③常吃含铁丰富的食物；

④适量身体活动,维持体重的适宜增长;

⑤禁烟戒酒,少吃刺激性食物。

(4)中国哺乳期妇女膳食指南

①增加鱼、禽、蛋、瘦肉及海产品的摄入;

②适当增加奶类,多喝汤水;

③产褥期食物多样,不过量;

④忌烟酒,避免喝浓茶和咖啡;

⑤科学活动和锻炼,保持健康体重。

第4节　月子营养食谱编制基本方法

孕妇的食谱制定也是十分特殊的,为了让准妈妈周全均衡地摄入营养,拟订食谱就显得较为重要。因为这不仅要考虑到不同食物的营养构成不同,更要考虑到原料的购买,同时还要顾及胎龄、季候以及准妈妈的某些特殊需要和嗜好。

按营养素需求量,以北方的准妈妈为例,根据妊娠期营养素供给量标准,来确定能量和各类营养素摄入量,结合具体经济条件、食物供应条件来选择食物种类和数目,进行调配,制订食谱。

例如,从事中体力劳动的孕早期女性,每一日需热能2300kcal,如按蛋白质占总热能15%、脂肪占20%、碳水化合物占65%的比例,则蛋白质、脂肪和糖类每一日应该供给:

蛋白质:$(2300×15\%)/4≈86(g)$。

脂肪:$(2300×20\%)/4=115(g)$。

碳水化合物:$(2300×65\%)/4≈374(g)$。

根据上边的标准,可确定主、副食的数目,主食主要参考糖类供给量制定。副食物的数目应根据当地、当时的环境计算每一人可食用的豆类、肉类、奶类、蛋类等食物的量,优质蛋白质的供给应占总蛋白质供给量的1/3以上。

通常每一人每一日摄食500g蔬菜便可,其中最好有一半是绿颜色的叶菜类。此外,黄色、橙色、红色的蔬菜亦应食用,吃鲜豆或豆芽菜均可。

在食物的用量基本确定后,便可算出全部食物所能供给的营养素,然后与供给量标准相比较,若相差过多,可做适当调整。

在依据《中国居民膳食指南(2007)》的基础上遵循以下原则:

1. 保证营养平衡

不仅品种要多样,并且数目要充足,膳食既要能满足就餐者需要又要防止过量。对一些特殊人群,如生长期的儿童和青少年、孕妇和乳母,还要注意易缺营养素如钙、铁、锌等的供给。

各营养素之间的比例要适宜。膳食中能量来源及其在各餐中的分配比例要合理。要保证蛋白质中优质蛋白质占适宜的比例;要以菜油作为油脂的主要来源;同时还要保证碳水化合物的摄入;各矿物质之间也要配比适当。

食物的搭配要合理。注意成酸性食物与成碱性食物、主食与副食、杂粮与精粮、荤与素等食物的平衡搭配。

膳食制度要合理。一般应该定时定量进餐,成人一日三餐,孕产妇也可在三餐之外加点心。

2. 照顾饮食习惯,注意饭菜的口味

在可能的情况下,既要使膳食多样化,又要照顾就餐者的膳食习惯。注意烹调方法,做到色香味美、质地宜人、形状优雅。

3. 考虑季节和市场供应环境

主要是熟悉市场可供选择的原料,并了解其营养特点。尽量选用时令食材。

4. 兼顾经济条件

既要使食谱符合营养要求,又要孕产妇在经济上有承受能力,这样才会使食谱有实际意义。

(刘志杏)

本章思考题

1. 请概述孕中期营养原则。

2. 概述产后缺钙的营养指导。

3. 概述产后贫血的营养指导。

4. 概述中国哺乳期妇女膳食指南。

第6章 新生儿营养与喂养基础

新生儿具有生长发育迅速、营养需求高、胃容量小、消化能力弱等特点。新生儿的营养需求包括维持基础代谢和生长发育的能量消耗，因此新生儿的科学喂养对于新生儿的健康成长至关重要。按照乳类喂养的方式不同，可分为纯母乳喂养、混合喂养（部分母乳喂养）、人工喂养（配方奶粉喂养），无论采取哪种喂养方式都要保证给予新生儿充足的营养。

第1节 新生儿营养需求特点

一、新生儿的营养需求

新生儿营养需求高，但消化吸收功能有限，各器官功能不够成熟，因此既要求足够的营养，又要结合新生儿的消化解剖特点，适当掌握营养物质的供给。

1. 能量需要

新生儿的能量需要包括基础代谢、活动、生长发育、食物特殊动力和排泄损失五个方面。新生儿生长发育迅速，如果能量供给不足，将会影响重要器官的发育，所以提供合适的能量非常重要。其中基础代谢所需能量约50 kcal/(kg·d)，在生长发育方面的消耗约占 1/3，需(40～50) kcal/(kg·d)，新生儿肌肉活动少，活动所需能量消耗仅占8%左右。

具体能量需要存在个体差异，一般足月正常新生儿出生后第一周需要热能(60～80) kcal/(kg·d)，第二周 (80～100) kcal/(kg·d)，第三周及以上 (100～120) kcal/(kg·d)，以后随月龄的增加而渐增。早产儿由于生长追赶，体重增长速度快，应在基础需要上有所增加以弥补出生体重不足。无论足月儿或早产儿，在寒冷、感染或手术时需增加热能供给，而在适宜温度或肠外营养时则可减少热能 10%～25%。

新生儿各时期热能来源的分配遵循碳水化合物占总能量的 40%～50%、脂肪占

30％～40％、蛋白质占 5％～10％的原则。

2. 营养素的需要

（1）蛋白质

蛋白质是构成机体的重要原料，也是酶、激素、抗体等不可缺少的重要成分，同时其可以产能，每 1g 蛋白质可产生 4kcal 热能。新生儿生长发育快，蛋白质合成量每日达 18g/kg，是成人的 5～6 倍，故新生儿蛋白质供给非常重要。长期摄入蛋白质不足可出现负氮平衡，严重时影响生长发育。

新生儿蛋白质需要量因摄入乳汁中所含蛋白质的类型不同而异。人乳中以乳清蛋白为主，蛋白质生物价高，利用率高，氮吸收率高达 90％，故母乳喂养的新生儿蛋白质需要量约为 2g/(kg·d)；牛乳中蛋白质利用率低，故蛋白需要量高，牛乳喂养的新生儿约需 4g/(kg·d)；混合喂养的新生儿约需 3g/(kg·d)。早产儿应增加至 4g/(kg·d)。

新生儿需要 9 种必需氨基酸，应保证一定的摄入量。牛磺酸是存在于母乳中一种非必需氨基酸，含量丰富，其与神经系统的传导以及视网膜、心肌运动的功能密切相关。新生儿应维持正氮平衡。

（2）碳水化合物

碳水化合物是新生儿的主要能量来源，每 1g 碳水化合物可产生 4kcal 热能。新生儿碳水化合物的需要量为 10～12g/(kg·d)，摄入过少时可导致氮质血症和酸中毒。人乳中的碳水化合物 90％是乳糖，牛乳中的 50％是乳糖，足月儿已能利用乳糖酶将乳液中的乳糖进行分解，肠道吸收很好，但母乳喂养儿仍有一小部分乳糖未经消化而进入结肠，因此母乳喂养儿较人工喂养儿大便次数较多。

（3）脂肪

脂肪是新生儿所需能量、必需脂肪酸、脂溶性维生素的重要来源，每 1g 脂肪可产生 9kcal 热能。足月新生儿脂肪的总需要量为 4～7g/(kg·d)。亚油酸和 α-亚麻酸为必需脂肪酸，对机体非常重要。亚油酸是花生四烯酸的前体物质，花生四烯酸可以合成前列腺素，α-亚麻酸代谢产生 EPA、DHA，DHA 对大脑组织和视网膜的发育起促进作用。必需脂肪酸缺乏时可出现生长迟缓、皮肤损伤、头发稀松等症状，影响新生儿健康，故需特别注意必需脂肪酸的供给。

母乳中含有较多的不饱和脂肪酸，且其中的 α-亚麻酸比牛乳多一倍。母乳中脂肪 90％能被机体吸收利用，牛乳脂肪利用率只有 60％～65％。初乳中含量高，要多多利用。

（4）维生素

①脂溶性维生素：包括维生素 A、维生素 D 和维生素 K。

维生素 A 不易透过胎盘，新生儿肝内的储存量低，血中浓度也稍低，新生儿每日维生素 A 的需要量为 500～1500IU，可从乳汁中获得，不需另外补充。

新生儿出生时在肝、皮肤、脑和骨骼中储存了一定量的维生素 D，新生儿期很少会发生佝偻病。但因乳汁中维生素 D 含量低，故出生 15 天后可添加维生素 D 制剂，预防剂量为 400IU/d。早产儿剂量加倍，在第 4 个月转为正常预防剂量。

维生素 K 由肠道细菌合成，新生儿初生几天内肠道菌群缺乏，易出现维生素 K 缺乏症而引起出血。足月儿出生后肌注维生素 K_1 1mg，即刻一次，即起预防作用，早产儿连续注射三日。

②水溶性维生素：包括维生素 C、维生素 B。

维生素 C 在胎儿期体内储备不多，新生儿期常发生维生素 C 缺乏。人乳中富含维生素 C，人工喂养则应注意补充维生素 C。

各种 B 族维生素的缺乏在新生儿期较少见。

（5）矿物质

①钙：足月新生儿在胎儿期储备的钙达 30g，其 99% 在骨骼。新生儿所需的钙均从乳类中获得，人乳中含钙量为 35mg/100mL，钙磷比例恰当，为 2：1，有利于钙的吸收，肠道吸收率可达 50%～70%；而牛乳虽含钙丰富，是人乳的 2～3 倍，但钙磷比例不当，吸收率低于人乳。新生儿期很少发生佝偻病，有些新生儿因母亲在孕期严重缺乏钙可能会出现先天性佝偻病，但极少见。早产儿因生长迅速，易发生低钙的情况。

②铁：足月新生儿出生时体内铁储备约 300mg，可防止出生 4 个月内发生铁缺乏。人乳和牛乳中铁含量均低，但人乳的铁肠道吸收率明显高于牛乳的，达 50%。铁是重要的造血原料，缺乏时可发生贫血，造成免疫损失，甚至影响智力和行为发育。推荐足月儿从 4 个月后开始补充含铁丰富的食物或铁剂。早产或多胎儿因胎儿期储备铁不足，相对较早出现缺乏，应从 2 个月起额外进行补充。

③其他元素：锌与铁相同，体内有较好储备，新生儿期不易发生锌缺乏。钾、钠、镁等离子通过乳类喂养都能满足需要。

（6）水

水是人体内不可缺少的物质，人体内各种组织都有水，其是细胞和体液的主要成分。水能帮助消化食物和吸收利用营养，还能保持和调节体温，也是体腔和关节、肌肉的润滑剂。年龄越小,水分所占比例越高,足月新生儿体内水分含量约占体重的75%。

新生儿由于通过体表和呼吸蒸发的水量较多,加之肾脏的浓缩功能差、尿量偏多,排泄代谢产物需要的水分多,因此每天需要的水量相对较多,为120~150mL/kg,为成人的2~3倍。新生儿每日除喂奶外还须喂水,尤其是人工喂养的新生儿。若水补充不足易发生新生儿脱水症。

足月新生儿各类重要矿物质和维生素的每日需要量可参考表6-1。

表6-1 足月新生儿维生素和矿物质的每日需要量

矿物质	需要量	维生素	需要量
钙	250mg	维生素A	450μg 视黄醇当量
磷	150mg	维生素D	400IU
铁	1mg/kg	维生素E	7IU
锌	1mg/kg	维生素K	200μg
钠	1~2mmol/kg	维生素C	80mg
钾	3~4mmol/kg	维生素B_1	1.2mg
镁	20mg	维生素B_2	1.4mg
碘	1μg/kg	维生素B_{12}	1μg
硒	2μg/kg	叶酸	140μg

二、新生儿的胃肠道特点

1. 胃肠道生理解剖特点

新生儿期是小儿生长发育的最初阶段,其胃肠道的生理解剖特点不同于其他年龄阶段。

(1)口腔

足月新生儿唇肌和咀嚼肌发育良好,两颊有坚厚的脂肪垫,所以出生后已具备充分的吸吮和吞咽能力。但唾液腺发育尚不完善,分泌唾液较少,黏膜较干燥,易受损伤。

(2)食管、胃

食管呈漏斗状,下段食管括约肌压力低,胃底与食管形成的夹角不能形成有效的抗反流屏障。胃呈横位,容量小,摄入乳汁后易使胃扩张。胃贲门括约肌收缩力差,在吸吮或哭闹时易吞入空气,而幽门括约肌发育良好,所以新生儿易发生呕吐与溢奶。

新生儿出生时胃分泌盐酸和各种酶均较少,随月龄增加分泌逐渐增多。胃排空功能稍差,人乳为2~3h,牛乳为3~4h。

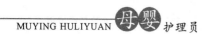
（3）肠

与成人相比，新生儿肠管较长，特别是小肠，吸收面积大，可适应较大量的流质食品。肠壁屏障功能较弱，防御力差，肠腔内毒素较易通过肠壁吸收而进入血液，引起全身症状。

2. 胃肠道消化酶特点

新生儿胃肠道已能分泌足够的消化酶，虽其活性比成人低，但已能充分消化母乳。某些消化酶如胰淀粉酶、胰脂肪酶要至出生后 4 个月才达到成人水平，故食物添加要与婴儿的消化能力相适应。

3. 肠道菌群特点

肠道微生态是指肠道正常菌群与机体相互作用影响的统一体，是维持肠道正常功能的重要条件之一。新生儿出生时肠道内无菌，出生后 1～2h 肠内有细菌出现。出生一周后厌氧菌开始达到较高水平，包括双歧杆菌、乳酸杆菌等。母乳喂养和配方奶喂养的新生儿肠道粪便有不同的微生物群，母乳喂养儿以双歧杆菌、乳酸杆菌为主要菌种，约占 98％，能产生多种有机酸，抑制腐败菌生长，而人工喂养儿缺乏此类有机酸，腐败菌较多，故母乳喂养儿比人工喂养儿较少出现肠道功能紊乱所致疾病。

第 2 节　母乳喂养基本知识

母乳喂养对于母婴健康有着极其重要的意义，出生后的最初 6 个月应该提倡纯母乳喂养，以促进婴儿的最佳生长发育和健康。纯母乳喂养是指除母乳外无须给婴儿添加水、果汁等液体和固体食物。母乳在免疫和营养方面的价值无可置疑，母乳中含有的促进生长的因子，能适应婴儿快速变化的特点，专为婴儿定制；母乳中几乎含有 4～6 个月婴儿所需的全部营养素，营养成分的生物利用率高，能够被婴儿的身体很好地吸收，因此是新生儿最好的营养食物。母乳中的抗体物质能保护婴儿抵御生长过程中的各种疾病，这种效果在断奶后仍然长期有效，因此母乳不仅仅是婴儿的食物，更是婴儿最好的药物。

一、母乳的营养

1. 母乳的营养成分

人类的乳汁是非常特殊的，具有生物特殊性，是其他任何食物无法比拟的。母乳营养丰富,含有一百余种营养成分,能满足 4～6 个月婴儿的营养所需,有些营养成分是牛奶和其他奶类所没有的,有的甚至是实验室也无法合成的。因此,母乳是新生儿最理想的营养来源,母乳喂养是新生儿最合理的喂养方式。

母乳的营养成分主要包括以下几个方面:

(1)蛋白质

母乳蛋白质含量低,为 1.1g/100mL,低于牛乳的 3mg/100mL,但母乳蛋白质由乳清蛋白和酪蛋白组成,乳清蛋白约占 2/3,主要成分有 α-乳清蛋白、乳铁蛋白、溶菌酶等,富含必需氨基酸,营养价值高,在胃内形成的凝块小,有利于消化吸收。母乳中牛磺酸和胱氨酸含量都很高。另外其还含有代谢所需的酶和抵抗感染的免疫球蛋白。

(2)碳水化合物

母乳中主要为乳糖,含量约为 7.4g/100mL,较其他乳类制品有更高含量的乳糖,能提供更多婴儿生长发育所需的热能,是出生后 6 个月内婴儿热能的主要来源。同时,乳糖在新生儿消化道内转变为乳酸,乳酸有助于肠道的正常活动,所形成的酸性环境也有助于钙、铁、锌等物质的吸收。另外,乳糖可促进肠道内乳酸杆菌和双歧杆菌大量繁殖,此类菌不致病,同时其可有助于抑制大肠杆菌的生长,抵抗其他致病菌入侵肠道,减少了肠道感染机会,故母乳喂养的新生儿较人工喂养儿消化道感染性疾病明显较少。

(3)脂肪

母乳中脂肪含量约为 3.2g/100mL,其中含有丰富的促进新生儿大脑发育的必需脂肪酸,为牛乳的 5 倍,亚油酸和 α-亚麻酸能合成 DHA 和 AHA,对神经系统的发育和视网膜的发育非常重要。另外,母乳中含有胆固醇,也能促进大脑发育。

母乳中的脂肪以细颗粒的乳剂形态存在,脂肪颗粒小,易于消化吸收,母乳中还含有较多脂解酶能促进消化,人乳脂肪消化率可达 90%。

(4)维生素

母乳中含有多种维生素,其中维生素 A、维生素 E、维生素 C 含量较高,B 族维生素、维生素 K 等较少,如果产妇饮食充足,这些已能满足婴儿在最初 4～6 个月的生理需要,仅维生素 D 较少,需另外补充。

(5)矿物质

母乳中含有钙、磷、钾、钠、镁、铁、铜、锰等矿物质,对婴儿的发育非常重要。矿物质总量较牛乳低,故母乳总渗透压不高,对肾脏负担相对较轻,同时不易引起坏死性肠炎。

母乳中钙含量最多,为 34mg/100mL,且钙磷比例适宜,为 2∶1,钙的肠道吸收率较高,可达 50%～70%,故母乳喂养的婴儿较少发生低钙血症。

母乳中铁的含量较低,为 0.1mg/100mL,但吸收率高,可达 50%,是各种食物中吸收最好的。故母乳喂养儿很少发生缺铁性贫血。

因此,母乳中矿物质能较好地满足 4～6 个月婴儿的需要。

(6)水分

每日的泌乳量保证婴儿能够获得足够的水分,即使在炎热天气也能满足婴儿需要。

2. 母乳的免疫成分

大量研究证明,母乳中含有多种抗细菌、病毒、真菌感染的物质,对预防婴儿感染有重要意义。

(1)母乳中含有丰富的免疫球蛋白(IgG、IgA、IgM)

尤其是初乳,故母乳喂养的婴儿不易发生肺炎等疾病。其中分泌型 IgA 是最高的,这些抗体分布在咽部、鼻咽部和胃肠道局部黏膜表面,对保护呼吸道和消化道免受感染具有独特作用。同时,分泌型 IgA 可增加胃肠道益生菌的繁殖,促进了胃肠道保护屏障的发育。IgG 能帮助完善免疫机能,减少感冒、腹泻等病症。

(2)母乳中其他抗菌物质

母乳中乳铁蛋白(LF)多,直接保护肠黏膜免受细菌侵犯,在预防新生儿肠道传染病中起重要作用;母乳中含大量免疫活性细胞,包括巨噬细胞、淋巴细胞,可以直接杀灭各种病原菌,能合成溶菌酶、补体等,因此在预防疾病方面也有重要意义。

3. 母乳与其他乳类的营养成分比较

母乳与其他乳类营养成分有较大差异,比较情况见表 6-2。

表 6-2　母乳与牛乳营养成分的比较

营养组成	母乳	牛乳	评价
蛋白质	1. 易于消化的乳清蛋白 2. 大多数被人体完全吸收利用 3. 富含对身体和大脑发育有重要作用的蛋白质 4. 有对肠道健康有益的乳铁传递蛋白 5. 有溶菌酶 6. 富含增长因子	1. 难以消化的酪蛋白 2. 很少被人体完全吸收利用,产生废物对肾脏造成负担 3. 缺乏对身体和大脑发育有重要作用的蛋白质 4. 没有乳铁传递蛋白或极少 5. 无溶菌酶 6. 缺乏增长因子	对母乳蛋白不过敏

续表

营养组成	母乳	牛乳	评价
脂肪	1.富含大脑发育所需的ω-3脂肪酸,如DHA 2.富含胆固醇 3.几乎可被完全吸收 4.含有脂肪消化酶促进消化	1.没有DHA 2.没有胆固醇 3.不能被完全吸收 4.没有脂肪消化酶,部分脂肪没有被吸收而从粪便排出	不饱和脂肪酸和胆固醇对大脑发育至关重要
碳水化合物	1.富含乳糖 2.富含可以改善肠道健康的低聚糖	1.乳糖含量少 2.缺乏低聚糖	乳糖是能量的重要来源,对大脑发育很重要
免疫物质	富含免疫球蛋白和大量活性白细胞	几乎没有免疫球蛋白和活性白细胞	可提高新生儿抗病能力
矿物质维生素	1.钙、铁、锌等吸收率高,可达一倍以上 2.钙磷比2:1,最适宜吸收 3.含丰富的硒	1.吸收率低 2.钙磷比1:1 3.含少量的硒	有较高的生物利用性

4. 母乳的成分变化

母乳的成分并不是一成不变的,除了随饮食起变化外,主要随着时间而改变,母乳的高利用度体现于此。母乳可分为初乳、过渡乳、成熟乳和晚乳。

(1)初乳

分娩后7天内分泌的乳汁称为初乳。初乳是母乳中最宝贵的乳汁,其特点是色黄、透明,外观稀薄,质地黏稠,具有提供营养和增强免疫的双重作用。初乳中蛋白质和矿物质含量高,有丰富的新生儿所需的必需氨基酸和铁、锌、铜等微量元素,脂肪及乳糖较成熟乳少,极易消化吸收,非常适合早期的新生儿胃容量小、消化力弱、营养需求高的特点,虽然分泌量少,但对初生的小儿来说已经足够。

初乳中蛋白质大多是免疫球蛋白,其抗体量是成熟乳的20～40倍,增强了新生儿的抗病能力,尤其是富含分泌型IgA(SIgA),是新生儿抵抗呼吸道和消化道感染的保护伞,能保护新生儿免受几乎所有可能的细菌和病毒的感染。

初乳也含有生长因子,可以刺激未成熟的肠道的发育,并能防止导致过敏的非消化物质的吸收。初乳有轻泻作用,有助于胎粪排出。

(2)过渡乳

产后7～14天分泌的乳汁称为过渡乳,是从初乳向成熟乳变化的一个中间过渡过程。与初乳相比,外观和营养成分都有变化,乳汁呈白色,蛋白质含量逐渐减少,脂肪和乳糖含量逐渐增加。分泌量逐渐增加,适合此阶段新生儿的营养需求。

（3）成熟乳

产后 3 周后分泌的乳汁称为成熟乳,分泌量不断增加,同时外观与营养成分又有所变化。乳汁呈白色水样液体,看上去比初乳和牛乳稀,有些产妇认为自己的奶水太稀薄,其实水样外观是正常的。成熟乳中脂肪含量增加到最高,蛋白质和矿物质含量减少,营养物质丰富,适合此阶段新生儿的营养需求。

（4）晚乳

产后 10～12 个月分泌的乳汁称为晚乳。此期乳汁分泌开始减少,营养物质含量逐渐减少。

不同时期母乳的营养成分比较见表 6-3。

表 6-3　不同时期母乳的营养成分比较　　（单位:g/L）

营养组成	初乳	过渡乳	成熟乳	晚乳
蛋白质	22.5	15.6	11.5	10.7
脂肪	28.5	43.7	32.6	31.6
碳水化合物	75.9	77.4	75	74.4
矿物质	3.08	2.41	2.06	2
钙	0.33	0.29	0.35	0.28
磷	0.18	0.18	0.15	0.13
钠	0.34	0.19	0.11	0.1
钾	0.28	0.59	0.45	0.48

5. 前奶和后奶

乳汁的成分在每次哺乳时也有变换,因此乳汁可分为前奶和后奶。前奶和后奶都是婴儿生长发育所必需的。

（1）前奶

母乳喂养时,先吸出的乳汁叫前奶,外观比较清淡、稀薄,水分含量比较大,含有丰富的蛋白质、乳糖、维生素、无机盐和水。

（2）后奶

前奶之后的乳汁叫后奶,外观较前奶白,比较浓稠,含脂肪较多,提供的能量占乳汁总能量的 50% 以上。

因此,母乳喂养时强调乳房左右交替,使两侧乳房都能排空,每侧一般时间为 10 分钟,整个哺乳时间控制在 20 分钟,防止因后奶吸吮不足而造成能量不足。

【案例 6-1】

一个四个月大的女婴,父母通过生长发育监测发现孩子这两个月的体重月增长不足 600g。家长描述女婴出生时体重正常,母亲乳汁很充足,按需哺乳。每次哺乳时两侧乳房交替喂,每侧都不足 5 分钟,常常没吃空婴儿就睡着了。婴儿尿 20～25 次/d,大便 1 次/1～2d,性状正常。经检查婴儿无器质性疾病,体重曲线呈低偏趋势。

判断:体重增长缓慢的原因是喂养不当造成的。

6. 母乳的分泌量

产后一周是逐渐完善泌乳生理功能的关键时期,泌乳靠频繁吸吮来维持。乳房是一个很精细的供需器官,吸吮越勤,分泌才能越多。产妇从产后至 6 个月,乳汁分泌量逐日增加。

第 1 周,每日可分泌乳汁 250～300mL;

第 2 周后,每日可分泌乳汁 500mL;

第 2 个月,每日可分泌乳汁 700mL;

第 4 个月,每日可分泌乳汁 800～900mL;

第 6 个月,每日可分泌乳汁 1000mL;

第 7 个月,每日可分泌乳汁 1500mL;

产后第 10 个月起,乳汁分泌量逐渐减少。双胎母亲在此基础上还有增加。

二、母乳喂养的优越性

母乳喂养是最传统的哺育方法,在我国有着优良传统,母乳喂养有利于婴儿和母亲的健康,有利于家庭和社会的和谐,有利于人口素质的改善。有些产妇为了早日恢复身材,不想给新生儿进行母乳喂养,母婴护理员有必要告诉产妇及其家人母乳喂养的好处。

1. 母乳喂养对婴儿的好处

我国提倡乳母至少喂养 6 个月,并建议继续母乳喂养到两周岁,期间母乳仍然能提供充足的营养。

(1)有利于生长发育

母乳是 6 个月内婴儿最理想的食物,营养价值是任何其他食品无法替代的,其营养全面,比例恰当,利用率高,适合婴儿。并且母乳的成分随婴儿月龄的增长而变化,乳量随婴儿生长而增加,以适应婴儿的消化能力和生长发育的需要。

（2）有利于大脑发育

婴儿期间大脑发育速度很快,母乳提供了大脑发育所必需的不饱和脂肪酸、磷脂、必需氨基酸、乳糖,是大脑发育的最佳食品。初乳中牛磺酸含量高,对中枢神经系统的发育有重要意义。同时,母乳喂养可增进母子之间的情感交流,增进婴儿的安全感,提高婴儿情感发育水平。研究证明母乳喂养与高智商相关。

（3）免疫

母乳中不仅含有婴儿生长发育所需的全部营养素,还含有丰富的免疫物质,尤其是初乳中富含抗体、溶菌酶、乳铁蛋白、补体等多种抗感染物质,可减少婴儿腹泻,呼吸道、皮肤感染等疾病的发生。母乳喂养还可避免奶瓶、奶嘴污染带来的感染。

（4）防过敏

母乳喂养可预防婴儿过敏,减少因过敏引起的问题。

（5）牙齿的发育与保护

肌肉吮吸运动有助于面部正常发育,而且可预防由人工喂养引起的龋齿。

（6）社会心理问题

婴儿频繁与母亲皮肤接触,接受照料,有利于促进心理与社会适应性的发育。

（7）其他

母乳喂养可减少坏死性结肠炎的危险,降低婴儿糖尿病发生率。母乳喂养的婴儿在成年后血压和胆固醇都低,降低了成人肥胖、2 型糖尿病、动脉硬化等的发生率。

2. 母乳喂养对产妇的好处

（1）哺乳有助于产妇康复

①婴儿吸吮可刺激乳头的神经,使母体产生催产素,促进子宫收缩,有利于恶露排出,减少产后出血,有助于子宫复旧。

②哺乳时消耗了产妇大量热能,加快代谢速度,不用节食就能达到减肥目的,因此哺乳有助于产后形体恢复。

③母乳喂养能抑制排卵,产生哺乳期闭经,起到避孕作用,同时闭经使得体内蛋白质、铁和其他营养物质能够保存储备,有利于产后康复。

（2）哺乳有助于改善情绪和睡眠

研究表明母乳中含有一种天然的促进睡眠的蛋白质,婴儿的吸吮动作也有助于产妇分泌一种放松的激素,帮助其产后远离抑郁情绪。

(3)哺乳保护产妇免受疾病侵犯

哺乳产妇远期患乳腺癌、卵巢癌的概率大大小于从未哺乳的妇女。

(4)哺乳有利于母亲心理健康

哺乳时母子身体亲密接触与交流,在婴儿的安全感得到满足的同时母亲也得到心理需求的满足。

3. 母乳喂养对家庭和社会的好处

(1)母乳喂养安全、卫生、方便,温度适宜、永远新鲜、不受细菌污染。不必担心夜间打扰家人、奶瓶消毒、喂奶用具清洁、开水供应、奶类温度控制等问题。

(2)母乳喂养经济实惠,节省了代乳品、奶瓶等方面的消费,节约了资源。

(3)母乳喂养增进了家庭成员之间的感情,有利于稳定家庭关系,职责明确、分工合理。

(4)母乳喂养增强了婴儿体质,降低了婴儿的发病率和死亡率,提高了妇幼保健水平,从而促进了人口素质的提高。

【相关链接】

配方奶喂养的风险

◇配方奶喂养对婴儿的风险

● 增加哮喘的风险

● 增加过敏的风险

● 增加患急性呼吸系统疾病的风险

● 增加胃肠道感染的风险

● 延缓认知的风险

● 增加牙齿错位咬合的风险

● 增加营养缺乏或肥胖的风险

◇配方奶喂养对产妇的风险

● 增加乳腺癌的风险

● 增加卵巢癌和子宫内膜癌的风险

● 增加超重的风险

- 增加患骨质疏松症的风险
- 增加患糖尿病的风险
- 增加紧张或焦虑的风险

三、母乳喂养的指导

1. 提倡"三早"原则

母乳喂养成功的要点是"三早"，即早接触、早吸吮、早开奶。

（1）早接触

实行母婴同室。新生儿娩出后 30min 内在母婴情况允许的前提下将新生儿立即放到产妇身边，使母婴皮肤接触、目光交流，并尽早吸吮奶头。在分娩后 1～2h 内母婴的情感交流最为重要、最为强烈。

（2）早吸吮

新生儿在出生 30min 内，开始吸吮乳头；剖宫产的新生儿在出生 1h 内进行吸吮。早期频繁吸吮，对新生儿来说有利于吸吮反射的巩固，强化本能行为；对乳母来说有利于排乳反射的建立，有助于乳汁的分泌。通过吸吮，刺激从乳头传入大脑，促使脑垂体释放催乳素，在催乳素的作用下乳腺细胞分泌乳汁。因此，要特别重视产后 30min 的早吸吮。

（3）早开奶

通过早接触、早吸吮，新生儿可以获得宝贵的营养价值极高的初乳，同时通过频繁吸吮可以减少奶胀并加快乳汁的分泌，特别是出生后 4～8 天最需频繁哺乳以促进母乳量迅速增多。

2. 哺乳的频率和持续时间

对新生儿来说，最初一周内要适应出生后的生活，吸吮乳头对新生儿而言是最好的慰藉之一，他们会条件反射地寻找乳头或把小拳头放在嘴里吸吮，表明想吃奶，而哭泣是告诉妈妈他饿了。因此母乳喂养既可以满足新生儿生理需求也能满足心理需求。

（1）频率

新生儿一般在出生后 6～12h 吃奶，有的新生儿整日酣睡不急于吃奶，有的新生儿适应环境较快，产后不久即可吃奶。初次喂奶不可太多。关于喂奶间隔时间，不必严格限制。提倡"按需哺乳"，所谓按需母乳就是不规定哺乳的时间和次数，可以按照婴儿的需求在婴儿感到饥饿时进行哺乳，也可以按照母亲的需求在母亲感到乳房充满时进行哺乳。

开始时可能喂奶时间不规则,经过一段时间自然会调整到规则哺乳。一般新生儿每天隔 2～3h 哺乳一次,次数为 8～12 次,白天和夜间都要进行哺乳,当产妇感觉乳房胀满或新生儿睡眠时间超过 3 小时,就要叫醒予以哺乳。对于嗜睡或安静的新生儿,应在白天频繁哺乳。

(2)持续时间

交替喂两侧乳房,让新生儿吸空一侧乳房后,再吸吮另一侧乳房,原则上每次需排空乳房,可增加乳汁分泌量。但对于个别食欲小的新生儿或母乳量过多的情况下,只吸吮一侧乳房便满足需要了,因此需在下次哺乳时先喂哺未排空的一侧,频繁哺乳增加排出量。若产妇乳房胀痛或出现硬结,可能是由于乳汁未能及时排空所致,可采用局部热敷并用吸奶器吸出的办法,防止发生乳腺炎。

每次吸吮时间开始约 5min,以后延长至 10min,出生一周后可延迟到 15min。每侧乳房至少喂 5min,有效吸吮时,最初 4min 就可获得 80% 乳量,10min 几乎达到 100%。但也存在个体差异,应加强观察。

正常新生儿全日哺乳量平均值见表 6-4,也可因具体情况不同略有出入。

表 6-4　正常新生儿全日哺乳量平均值

出生时间/天数	2	3	4	5	6	7	14	30
全日哺乳量/mL	90	190	310	350	390	470	500	560

3. 哺乳的姿势

哺乳时取母亲和新生儿舒适体位,注意喂养姿势和新生儿的吮吸含接是否正确。

(1)哺乳正确姿势

可采用坐位哺乳,椅子高度合适,有靠背,并有扶手用于支托母亲手臂。母亲抱着新生儿贴近自己身体,新生儿头和身体应呈一直线,脸对着乳房,鼻子对着乳头。剖宫产产妇可选择坐位环抱式哺乳,同侧手抱住新生儿,新生儿身体朝产妇身后,臀部放于垫高处,这种方式可避免伤口受压,也可以采用侧卧位哺乳。

(2)母亲手的正确姿势

应将拇指和四指分别放在乳房的上下方,呈 C 形托起整个乳房,避免"剪刀式"夹托乳房,不利于充分挤压乳窦内的乳汁。

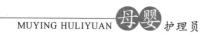

（3）小儿正确的吸吮姿势

用乳头刺激新生儿面颊部，当新生儿张开口时母亲将乳头和部分乳晕放入，这样的有效吸吮能充分挤压乳晕乳窦，促进乳汁分泌，利于乳汁排出。如果新生儿只含乳头，不能有效吸吮，母亲会感到乳头痛，应及时纠正，采取正确的含接姿势。

母乳喂养的指导详见技能相关章节。

4. 关于添加母乳外其他食物

一般母乳已能满足6个月以内婴儿的需要，不需额外添加母乳外其他食物，包括水、果汁等饮料，也不需添加配方奶。如果有医生建议需要添加奶，也不能让新生儿吸吮橡皮奶嘴和使用奶瓶，否则新生儿会形成乳头错觉或认错乳头，降低了其吸吮产妇乳头的兴趣，甚至会影响产妇泌乳，导致母乳喂养失败。

5. 如何判断母乳充足或不够吃

通过观察新生儿和母亲，可判断母乳喂养是否足够。见表6-5的比较。

表6-5　母乳是否充足的判断

观察指征	充足	不充足
新生儿吸吮时的反应	喂奶时伴随着新生儿的吸吮动作，可听到"咕噜咕噜"的吞咽声	喂奶时听不到新生儿的吞咽声，吃奶时间长，不好好吸吮乳头，经常会突然放开乳头大哭不止
母亲喂养时的感受	哺乳前母亲感觉乳房胀满，哺乳时有下乳感，哺乳后乳房变柔软	母亲常感觉不到乳房胀满，也很少见乳汁往外喷
哺乳后新生儿的反应	感到满足，表情愉快，睡眠安静、踏实	哭闹不止，入睡不踏实，不久又出现觅食反应
新生儿大小便	尿片每天更换6次以上，大便3～4次，色金黄，糊状	大小便次数减少，排便量少
新生儿体重增长	新生儿平均每周体重增加150g，每日增加25～30g，满月时可增加600g以上	新生儿体重增加缓慢或停滞

【相关链接】

乳头错觉与纠正方法

乳头错觉是指刚出生时由于过早使用橡皮奶嘴而不肯吃母乳的现象。纠正方法有：

1. 与婴儿亲密接触。

2. 用勺或杯子喂奶。

3. 用勺子或杯子喂后继续喂哺母乳。

4. 迎合婴儿含接乳头。

5. 练习乳头吸吮。

6. 避免使用橡皮奶嘴。

7. 按需哺乳。

四、母乳喂养的注意事项

1. 夜间哺乳的注意事项

夜间的喂哺常常因为产妇在半梦半醒状态容易发生意外,因此母婴护理员应提醒产妇注意以下几点。

(1)不要让新生儿含着乳头睡觉

新生儿含着乳头睡觉会影响新生儿睡眠,也不利于培养新生儿良好的吃奶习惯,而且很可能在母亲睡熟后,乳房压住新生儿的鼻孔,造成窒息死亡。

(2)保持坐姿喂奶

坐姿喂奶可避免发生意外,也可培养新生儿良好的吃奶习惯。

(3)延长喂奶间隔时间

如果新生儿夜间熟睡不醒,可把喂奶的间隔时间延长,尽量少惊动他,一般新生儿期夜间两次喂奶足够了。

2. 不宜哺乳的几种情况

(1)不要在生气时哺乳

不宜在生气的时候进行哺乳。

(2)不要运动后马上哺乳

研究表明,人在运动后体内产生的乳酸可使乳汁变味,婴儿不爱吃,因此产妇宜进行低强度活动,中等强度活动后休息一会儿再哺乳。

(3)不要着浓妆哺乳

母亲身体的气味对婴儿有特殊意义,有助于新生儿寻找乳头。化妆后的乳母因化妆品的味道掩盖了熟悉的母亲体味,使婴儿难以适应,进而导致情绪失落、食欲下降。同时,化妆品常含有铅,会对乳汁的质量产生影响,造成婴儿身体损害。

(4)不要着工作服哺乳

产妇应脱下工作服,洗净双手,然后开始喂哺。穿着工作服有可能将某些有害的病毒、细菌等传染给婴儿。

3. 哺乳期不要减肥

脂肪是乳汁的重要成分,一旦产妇在哺乳期急着减肥,限制了脂肪的摄入量,对乳汁的正常分泌就会有很大影响。同时,一旦食物脂肪减少,母体动用储备脂肪来供能,使婴儿所需的必需脂肪酸减少,对婴儿大脑发育不利。

五、特殊婴儿的母乳喂养

1. 多胞胎新生儿的喂养

绝大多数多胞胎喂养与正常单胎一样,可以轮流喂养,或者可指导产妇采用环抱式方法同时喂哺两个新生儿。

2. 早产儿的喂养

早产儿由于各器官功能还不完善,吸吮能力差,消化酶不足,胃容量小等,喂养方面易产生问题,一般家庭无法自行喂养,需在医院进行观察,体重增至 2300～2500g 才可以出院。

(1)鼓励早产儿母亲,树立喂养信心,尽可能地用母乳(特别是初乳)喂养

母乳有利于婴儿生长,富含多种抗体,对早产儿特别重要,在万不得已的情况下才考虑代乳品喂养早产儿。

(2)加强对早产儿母亲母乳喂养技巧的指导

若不能直接吸吮,应指导母亲按时挤奶(至少每 3h 挤一次),然后用小匙喂给早产儿。鼓励早产儿吸吮,并做到正确含接和有效吸吮。

(3)早产儿的喂养量和频率差别较大,可采用少量多餐的喂养方式

一般低于 2000g 的早产儿每 2h 一次,每天 12 次;体重在 2000～2500g 的早产儿可每隔 3h 一次,每天 8 次。喂养量 10～60mL 每日不等。

（4）早产儿应监测体重

观察早产儿体重变化，判断喂养是否合理。

第3节　人工喂养和混合喂养基本知识

一、人工喂养

人工喂养也称配方奶喂养，是指由于各种原因限制了母乳喂养，采用其他乳类或代乳品喂养婴儿的一种喂养方法。

1. 人工喂养的适用情况

母乳喂养是最适合婴儿的喂养方式，但母亲有下列情况时不适宜给予母乳喂养而应采用人工喂养。

（1）母亲患有活动性传染病，疾病可通过乳汁或亲密接触传染给婴儿，如急性肝炎、活动期肺结核、艾滋病等。母亲若为乙型肝炎病毒（HBV）携带者，并非哺乳禁忌证，但这类新生儿应在出生后24h内给予乙肝免疫球蛋白，再接受乙肝疫苗注射。

（2）母亲正接受化疗或放疗。

（3）母亲患有严重疾病，如严重心脏病、肾功能不全，劳累可使母亲原有疾病加重。

（4）母亲有其他不宜哺乳的疾病，如高热、急性肠炎、急性乳腺炎、严重的新生儿母乳性黄疸，都应暂停哺乳。

（5）母亲因患病服用药物，应根据具体情况决定是否可以哺乳。

（6）新生儿被怀疑或诊断为遗传性疾病，如苯丙酮尿症、半乳糖血症。

2. 人工代乳品的选择

不能进行母乳喂养时应选择配方奶，不宜直接喂牛奶。目前市场有多种配方奶，应根据新生儿的不同情况选择不同的配方奶。

（1）足月儿配方奶

普通配方奶根据新生儿的营养需求在牛乳的基础上进行营养素调整，使之更接近母乳。

①增加乳糖，提高能量；

②降低总蛋白，以减轻肾脏负荷，增加婴儿需要而牛乳中极少的牛磺酸；

③调整乳清蛋白和酪蛋白的比例，使其为60∶40；

④增加不饱和脂肪酸替代部分饱和脂肪酸;

⑤减少某些矿物质,如磷,调整钙磷比至 2:1;

⑥增加牛乳中不足的矿物质和维生素,如铁,锌,维生素 A、D 等。

经过调整,配方奶更符合新生儿需求。不同阶段的配方奶调整各不同,分别适用于不同月龄的婴儿,如有适合 6 个月以上婴儿的配方奶、适用于 1 岁以上婴幼儿的成长配方奶。

(2)早产儿配方奶

为满足早产儿快速生长发育的需要,增加了蛋白质、碳水化合物的含量,增加了中链脂肪酸和必需脂肪酸,增加了钙,强化了某些维生素和微量元素。

(3)治疗性配方奶

①水解蛋白配方奶:适用于对牛乳蛋白过敏或对蛋白质不易消化的婴儿,该配方奶以经过水解处理后的较小的肽类取代牛奶中易引起过敏的蛋白质,可避免婴儿出现过敏等不适症状。

②氨基酸配方奶:适用于对食物蛋白质过敏或不耐受的婴儿,该配方奶为完全游离的氨基酸配方,容易被消化吸收,可减轻过敏症状。

③无乳糖配方奶:适用于乳糖不耐症的婴儿,以葡萄糖、蔗糖、麦芽糊精为来源代替乳糖,可避免乳糖不耐受出现腹泻等症状。

④低苯丙氨酸配方奶:适用于苯丙酮尿症的婴儿,配方奶中降低苯丙氨酸含量。

食用特殊的配方奶应遵医嘱,严格按照配方奶要求进行喂养。

3. 代乳品的喂养方法

人工喂养每日所需的奶量、喂养次数,可参考表 6-6。允许每次奶量有波动,避免采取不当方法刻板要求婴儿摄入固定奶量。

表 6-6　0~6 个月人工喂养方法参考

月龄	每日奶量/mL	每日喂哺次数	每次奶量/mL
1~2 周	200~400	6~7	30~60
2~4 周	400~600	6~7	60~90
1 个月	700 左右	6~7	100~120
2~3 个月	700~900	6	120~150
4~5 个月	900~1000	5~6	150~200
6 个月	1000 左右	4~5	200~250

4．喂水

母乳喂养的新生儿无须额外补充水分，人工喂养的应适当补充水分。

（1）喂水的必要性

人体大部分是水，年龄越小体内水分所占比例越多，足月儿约占体重的75％，早产儿约占80％。由于新生儿体表面积较大，每分钟呼吸次数较成人多，水分蒸发量较多，肾脏浓缩功能弱，尿量多，因此新生儿按每公斤体重计算所需液体较多。新生儿的液体需要量为120～150mL/(kg·d)，所以千万别忘记喂水，尤其是夏季。

（2）喂水的频率

一般可在两次喂奶中间喂水1次，饮水量是奶量的一半。夜间可不喂。

（3）喂水注意事项

一般喂温白开水，最好不要加葡萄糖、蜂蜜、果汁等，如用高浓度的糖水喂新生儿容易抑制肠蠕动，使其腹部胀满，若要加应以大人觉得似甜非甜为宜。

5．人工喂养儿大便的观察

喂养配方奶的婴儿大便呈淡黄色或黄棕色，残留物看起来比母乳喂养儿的体积更大，气味稍臭，次数1～2次，更易发生便秘。若出现三五天才解一次的现象，应及时咨询医生。

二、混合喂养

混合喂养是指因各种原因虽然能保持母乳喂养，但母乳分泌不足不能完全满足婴儿的全部营养需要，因此在母乳喂养同时部分采用代乳品喂养婴儿的一种喂养方式，也称部分母乳喂养。混合喂养比人工喂养好，更有利于婴儿的健康，应尽量维持母乳喂养，使婴儿获得更多的乳汁。母亲不要因为母乳的不足而放弃母乳喂养，至少坚持母乳喂养6个月。

1．母乳不足的判断

（1）体重不增，甚至下降，尤其是6个月内的婴儿体重增长每月低于600g。

（2）尿量每日少于6次。

（3）吸吮时未闻及吞咽声。

（4）哺乳后哭吵不止或不能安静入睡或睡眠时间较短。

2．混合喂养的方法

（1）补授法

6个月以内的婴儿母乳喂养不足时，应维持必要的吸吮次数，以刺激母乳分泌。每次先喂母乳,后用配方奶补充不足,补授的乳量根据婴儿食欲和乳汁分泌情况而定,即"缺多少补多少",其他乳品只是母乳的补充。不要轻易放弃母乳喂养,至少坚持喂养6个月。

(2)代授法

若6个月后无法坚持母乳喂养,可逐渐减少母乳喂养次数,用配方奶代替母乳。

3.混合喂养的注意事项

(1)混合喂养添加配方奶的原则是先少量开始,如一次20～30mL,观察婴儿反应,如没有吃饱可以适当加量,直至婴儿喂完后能安静入睡或维持睡眠时间超过1h。

(2)混合喂养的奶具清洁、消毒与人工喂养相同。

(3)混合喂养的婴儿一般不用喂水,如在炎热季节也可在两顿奶之间添加,每日2～3次即可。

(4)应充分利用母乳,尽量多喂母乳。每次先进行母乳喂养为重要原则。

(5)配方奶量不要太大,避免过度喂养,造成婴儿肥胖。婴儿因没有饥饿感会不愿吸吮母乳而造成母乳分泌进一步减少,最终导致母乳喂养失败。

【相关链接】

奶瓶与奶嘴的选择技巧

1. 奶瓶的选择

一看二摸选奶瓶:奶瓶分为瓶身和奶嘴两部分,在选择奶瓶时先看奶瓶身的透明度如何,好的奶瓶透明度高,能清晰地看到奶的状态。瓶身最好不要有太多图案和花纹。用手摸感受奶瓶的材质,好的奶瓶硬度高,遇高温不会变形。

建议选择玻璃奶瓶,玻璃奶瓶耐高温、易清洗、易消毒,比较适合新生儿使用。

2. 奶嘴的选择

奶嘴是婴儿嘴直接接触到的地方,关系到婴儿健康。

奶嘴软硬度要适中,最好是硅胶材质,耐热强、弹性好、不易老化。选择与母亲乳头形状接近的吸头,婴儿易接受。

此外,奶嘴的孔型不能忽视。孔型分很多种,不同孔型与流量大小有关,选择时应与月龄相适应,孔的大小要适中,不宜过大,以防止奶液呛入气管。

小圆孔是慢流量的,一般适合 0～3 个月婴儿;中圆孔是中流量的,一般适合 3～6 个婴儿;大圆孔是大流量的,一般适合 6 个月以上婴儿;十字孔流量是最大的,一般适用于喂哺果汁。

要想知道奶孔大小是否合适,可以将奶瓶注水然后把奶瓶倒过来,观察水的流量,一般大小适中的奶孔水呈点滴状,奶孔过大,水呈线柱状。

(俞铮铮)

本章思考题

1. 母乳喂养的好处有哪些?

2. 简述母乳的营养价值以及其与牛乳比较的优越之处。

3. 母乳可分为哪几个时期,成分有何不同?

4. 什么是母乳喂养的"三早"?

5. 如何判断母乳喂养是否充足?

6. 简述人工喂养的适应证。

第7章　基本人文素养

第1节　家用电器安全操作、家庭防火防盗常识

一、家用电器安全操作

随着科技的发展,家用电器越来越普及,作为一名合格的母婴护理人员,要学会对家电的安全操作。以下是安全操作的注意事项:

①对于不熟悉的家电,应首先阅读其说明书,熟悉产品的正确操作流程后才可对家电进行操作,或直接询问会操作的人员。

②家用电器的安放位置,一般应选择稳固的地方,避免选择阳光直射、炉灶附近、潮湿有腐蚀性气体存在的场所。

③家用电器不使用时,应将插头拔掉,使之完全断电。移动电器时,要切断电源,禁止用手拽电线。

④当家用电器发生故障不能运转时,首先应该切断电源,分析故障原因,切勿在通电的情况下打开外壳,以免发生危险或损坏电器。

⑤不要用湿手去摸灯口、开关和插座。

二、家庭防火和防盗

防火、防盗,保护自身和雇主的人生财产安全。

1. 防火注意事项

安装和使用电器要符合规范,核定家用电器是否超负荷,如若存在超负荷问题,应及时向雇主报告。平时检查电线有无磨损、漏电,电插座有无松动,发现隐患,应立即予以修理。

做饭或烧水时,人不宜离开时间太长,且周边没有易燃物品。

禁止将未完全熄灭的带火种的物品扔进垃圾桶内,制止任何人在家里躺着休息时吸烟。

2. 防盗注意事项

如有陌生人来访,应先问清来访人员的身份,对于不认识的人,如雇主未明确交代,不予开门。

外出时关好门窗,检查门锁是否锁定。

即使家里人员很多,也不宜敞开大门。

第2节　食品质量与安全基础知识

食品质量安全是指在食物种植、养殖、加工、包装、贮藏、运输、销售、消费等活动中,符合国家强制标准和要求,不存在可能威胁或损害人体健康的有毒有害物质,使消费者身体受到损害。现代社会分工的细化已经把这些环节分散到各个行业和部门去了,所以家庭食品安全最主要的是消费环节的安全,由于产妇身体处在恢复与调理期,所以对食物的安全卫生要求较高。母婴护理员从食品的采购、保藏、加工等环节都要注意保证食品的质量与安全。

一、采购环节

选择有品牌、有信誉、取得相关认证的食品企业的产品。购买时查看食品的包装、标签和认证标志,看有无注册和条形码,查看生产日期的保质期。对怀疑有问题的食品,宁可不吃也不买。

不买腐败霉烂变质或过保质期的食品,慎重购买接近保质期的食品;不买比正常价格便宜很多的食品,以防上当受害;不买不吃有毒有害的食品,如河豚、毒蘑菇、果子狸等;不买来历不明的死物;不买畸形的和与正常食品有明显色差的鱼、蛋、瓜、果、禽、畜等;不买来源可疑的反季节的瓜果蔬菜等。

除此之外母婴护理员尽量避免购买熟食品,特别是在潮湿炎热的季节,防止不洁食物危害到产妇身体的康复。

二、加工环节

把好厨房的加工关,消除烹调环节的不安全因素,才能把好食品安全的第二道关口。营养师提出了食品安全的五字口诀"净、透、分、消、密"。

1. 净

从市场买回的蔬菜,先要浸泡一段时间(一般为29～30min),然后冲洗干净。这样就可以去除蔬菜中一部分残留的农药。其中,果菜和根菜浸泡和冲洗的时间可以少一些,叶菜浸泡和冲洗的时间应当长一些。需要削皮的蔬菜一定要将皮削去。另外,为了减少维生素的流失,蔬菜应当先洗后切。

2. 透

食物的加热一定要到火候,也就是一定要把食物做热。不能盲目追求鲜、嫩。只要食物做熟了,食物中的病原菌和寄生虫、卵等就会死去。尽量不吃生海鲜,不吃涮得不透的肉以及未洗干净的生菜等,避免将附着在上面的病原菌和寄生虫与卵等吃进体内。

3. 分

做菜时一定要生熟分开。切熟食时要用专用的、清洁的刀和砧板。冰箱不是保险箱,熟食不能存放过久。病人的餐具应严格消毒,病人和健康人的餐具应当分开放置。家中的有毒物品如杀虫剂、灭鼠药等,标志一定要明显,并且不能与食品混放在一起。

4. 消

消就是消毒。开水煮沸是最简单、最经济的消毒方法。餐具经过清洗可以去除大部分微生物,如果煮沸几分钟则效果会更好。

5. 密

密就是封闭存放。由于室内温度高,即使冬天的室温一般也都在十几摄氏度以上,由于细菌大量繁殖,暴露在外的剩饭、剩菜很容易腐败变质。因此,剩饭、剩菜一定要及时放到冰箱或冷凉的地方,并不宜存放过久。

三、保藏环节

保藏分为两种,即低温储存和常温储存。

1. 低温储存

为了延长食物的保质期,保证食品质量安全,常采用冷藏或冷冻的方式对食品进行低温保藏。一般如蔬菜、水果、熟食、乳制品、蛋类等常采用0～10℃进行冷藏保存,冷藏室食品保存不要超过3天,即使是保鲜性能较高的高端冰箱,保藏时间也不宜超过7天。剩菜、剩饭等的冷藏保存,要等放凉后再放入冰箱,且保藏期不要超过1天,再次食用前,需要彻底加热。除此之外,有些食品,诸如面包、饼干、香蕉、西红柿、黄瓜、巧克力、荔枝等食品则不宜在冰箱中冷藏储存。

水产品、禽畜肉制品等常采用－29～0℃进行保藏，在保藏前，先把食品分成小段，用食品袋或食品级的塑料袋进行包装，以防止冻藏过程中食品的脱水及串味。虽然说冷冻食品极大延长了食品的保存期，但在冷冻的过程中，食品也会发生缓慢变化，为了防止类似"橡皮肉"的情况出现，生鲜肉的冷冻储存期一般不超过三个月。冷冻室内不能存放啤酒等灌装液体饮料，否则会引起冻结而爆裂。

2. 常温储存

常温储存的食品通常是粮油制品及调味品等不易腐败变质的食物，储存过程中要防止生物的侵害，所以储藏环境应该是清洁卫生的，无蟑螂、老鼠等生物出没，且储藏场所应该阴凉干燥。特别要注意的是，若是成袋包装的食品，应注意查看食品标签中的储存方法、保质期限等。

第3节　母婴护理员个人防护知识

与家政服务员的其他工作岗位相比，母婴护理员面临的风险比较大，对此，从业者一定要有风险意识，谨慎服务，做好个人防护。

应该说，母婴护理员本职工作就是为产妇和新生儿提供服务，不应该对客户挑三拣四。但是，非医学专业毕业的母婴护理员，缺乏特殊情况的处理经验与知识技能，如果处理不当，很可能会发生意外。即使从事过医学专业工作的母婴护理员，居家护理有重大隐患的新生儿、产妇等，由于医疗救助条件限制，随时发生的意外情况也会让人措手不及，母婴护理员稍有不慎，就可能造成极为严重的后果。

回避风险的方法很多，这里列举几个重要的方法。

1. 风险回避法

尤其是第一次入门做母婴护理员，如果自己不具备某方面的应对技巧，不要匆忙做出决定。有把握的去做，没有把握的干脆别去凑热闹，把真实情况告知家政公司或客户，请求理解或支持。像第一次上岗的母婴护理员如果为新生儿洗澡的把握不大，可考虑不提供该项服务内容。对新生儿生长发育过程中出现的一些病理情况，母婴护理员只有观察、告知、简单处理的责任，没有医治的责任。切勿仅知皮毛，就不懂装懂，以免造成严重的服务纠纷。

请公司派有经验的母婴护理员"传、帮、带"，一般母婴护理员为两三个客户提供服务之后,无论是心态还是服务手法基本上游刃有余,服务起来往往胸有成竹。

2. 风险转移法

风险转移法,即将部分风险转嫁到第三者身上。

现在的母婴护理员服务中介大多与母婴护理员采取的是"四六开""三七开"或"二八开"或等利益分成,母婴护理员拿大头,其中的一部分由公司支配作为管理费用,用于联系客户与日常管理。这就意味着客户如果支出 2000 元报酬,母婴护理员的实际所得是 1200 元、1400 元或 1600 元。所以一旦出了问题,有中介公司作为后盾,可以减少自己的损失。

这就要求选择信誉好的专业服务公司。提供母婴护理员服务的机构有以下四种类型:一是专业的母婴护理员服务公司;二是综合性质的家政公司开展母婴护理服务项目;三是一些中介机构;四是一些无证经营的"黑家政"。这些机构中,正规的母婴护理员服务公司或开展母婴护理服务项目的家政公司信誉较好,规章制度比较健全,能够为母婴护理员提供比较安全的服务机制。那些非正规企业,有些是简单的中介性质,尤其是那些"黑家政",尽管在某些费用的收取上比较便宜,可一旦出了问题往往把责任推得一干二净,这给以后的工作埋下了隐患,因为很多事情发生与否谁都难以预料。

很多母婴护理员总以为提供服务的是自己,客户的支出理应由自己全部得到,现在公司截留一部分,心里不免有些不平衡。所以,当母婴护理员做熟练之后,有了信誉度、知名度后,便抛开家政公司,靠服务过的客户推荐等,自己与客户之间建立直接的服务关系,采取自由单干式。由此,原来家政公司扣掉的管理费(或中介费)全部由母婴护理员获得,看起来获得的报酬比通过家政公司获得的报酬高,但这种方式不出问题还好,一旦出了问题,母婴护理员要独当一面,付出的代价更大。因为如果有家政公司作中介,很多责任是家政公司的责任,而一旦抛开家政公司,母婴护理员自己要承担全部责任。

3. 发现隐患,及时制止

母婴护理员要提高安全防范意识。家政服务员的工作特质是进入雇主的家庭中工作,零距离的工作环境会给工作造成隐患,一旦遇到不良雇主,母婴护理员人身安全等权益等就极容易被侵害。

【案例 7-1】

某年轻的母婴护理员在客户家服务时,男雇主曾对她提出了性要求,说自己在妻子孕产期间性欲受到太大压抑,她严词拒绝了。当时男雇主也没有进一步强迫她,她以为事情就这样过去了,谁知就在服务合同即将结束的前一天晚上,男雇主把她强奸了。

点评:该月嫂的不当之处在于她应该在男雇主提出过分要求时就当机立断提出中止合同,或告知于母婴护理员服务机构,最起码应该把情况委婉地告诉产妇。沉默,有时是助纣为虐。

母婴护理员既要做好自己分内的工作,同时又要不屈于人,在涉及人格尊严问题时,一定要保持自尊、自爱、自立、自强的品性。

(杨菊林)

本章思考题

1. 哪些属于母婴护理员工作范畴?
2. 母婴护理员的仪表上有哪些要求?
3. 如何在加工环节保证食品的质量安全?
4. 如何做到母婴护理员的个人防护?

第8章 相关法律、法规知识

第1节 劳动合同、劳动保护等劳动法律规定

劳动法是调整劳动关系以及与劳动关系密切相联系的其他社会关系的法律规范的总称。母婴护理员需要重点掌握的是劳动合同方面的知识，在签订和解除劳动合同时，做到心中有数、知法守法，有效维护自身合法的权益。

《中华人民共和国劳动合同法》（以下简称《劳动合同法》）是 2007 年 6 月通过，于 2008 年 1 月 1 日正式施行的法律。

一、劳动合同的定义

劳动合同是劳动者与用人单位确立劳动关系，明确双方权利和义务的书面协议。

二、《劳动合同法》的基本内容

1. 劳动合同的订立

劳动合同的主体，一方是用人单位，另一方是劳动者。订立劳动合同是用人单位与劳动者的义务，也是证明劳动关系的重要证据之一。劳动合同是诺成性的、有偿的合同。

（1）劳动合同的形式

一般有书面形式和口头形式两种。

（2）订立劳动合同的时间

《劳动合同法》规定"用人单位自用工之日起即与劳动者建立劳动关系"，"建立劳动关系应当订立书面劳动合同"。有三种情况，一是订立书面劳动合同的时间如果是自用工之日起 1 个月内，就不违法；二是超过 1 个月后不与劳动者签订书面劳动合同，应当在第 2 个月起不满一年的期间，向劳动者每月支付两倍的工资；三是超过一年仍然不与劳动者订立书面合同，应当看作是用人单位与劳动者已订立无固定期限劳动合同。

（3）劳动合同的期限

可分为固定期限劳动合同、无固定期限劳动合同、以完成一定工作任务为期限的劳动合同这三种类型。双方协商一致，可以签订任何类型的劳动合同。

2．劳动合同的解除

用人单位和劳动者协商一致，可以解除劳动合同。母婴护理员应了解提出解除劳动合同的时间要求，做到知法守法。

有关劳动合同解除的时间要求，有以下两种情况：

（1）预告解除

劳动者提出解除劳动合同，应当提前 30 天以书面形式通知用人单位，劳动者无须说明任何法定事由，只需提前告之用人单位即可。

（2）无须预告解除

劳动者只需具备法律规定的正式理由，便可随时通知用人单位解除劳动合同。有下列情形之一。

①在试用期内的；

②用人单位以暴力、威胁或者非法限制人身自由的手段强迫劳动的；

③用人单位未按照劳动合同约定支付劳动报酬或者提供劳动条件的。

另外《劳动合同法》规定，劳动者有下列情形之一的，用人单位不得依照本法规定解除劳动合同：

①患职业病或者因工负伤并被确认为丧失或者部分丧失劳动能力的；

②患病或者负伤，在规定的医疗期内的；

③女职工在孕期、产期、哺乳期内的。

3．劳动合同的解除或终止的经济补偿

其定义是指因解除劳动合同而由用人单位给予劳动者的一次性经济补偿。根据《中华人民共和国劳动法》规定，其具体补偿方法根据条件不同而不同，一般当事人协商一致，用人单位根据劳动者在本单位工作的年限，每满一年发给其相当于 1 个月工资的经济补偿金，最多不超过 12 个月。工作时间不满 1 年的按 1 年的标准发给经济补偿金。

三、在签订劳动合同时的注意事项

1. 合同形式与内容

母婴护理员和家政公司之间签订的必须是书面劳动合同。在合同中必须写明的内容包括劳动合同期限、工作内容、劳动保护和劳动条件、劳动报酬、劳动纪律、劳动合同终止条件、违反劳动合同的责任。

母婴护理员也可以通过家政服务中介与雇主直接签订劳务合同,其不属于《中华人民共和国劳动法》的调整范围。最好也是书面协议,否则无法保护当事人的权益。

2. 家庭服务中所受损害的赔偿

家政服务也存在风险,其受损的赔偿应该以《劳动法》规定的处理,家政公司应该给员工上工伤保险,出险后由保险公司负责理赔。通过中介与雇主签订劳务合同的应该按照雇工的相关规定来处理。

第 2 节　家庭服务业管理的法律规定

为了满足家庭服务消费需求,维护家庭服务消费者、家庭服务人员和家庭服务机构的合法权益,规范家庭服务经营行为,促进家庭服务业发展,商务部已于 2011 年 11 月第 56 次部务会议审议通过了《家庭服务业管理暂行办法》,自 2013 年 2 月 1 日起施行。

一、家庭服务业相关概念

家庭服务业,是指以家庭为服务对象,由家庭服务机构指派或介绍家庭服务员进入家庭成员住所提供烹饪、保洁、搬家、家庭教育、儿童看护以及孕产妇、婴幼儿、老人和病人的护理等有偿服务,满足家庭生活需求的服务行业。

家庭服务机构,是指依法设立从事家庭服务经营活动的企业、事业、民办非企业单位和个体经济组织等营利性组织。

家庭服务员,是指根据家庭服务合同的约定提供家庭服务的人员。本办法所称消费者,是指接受家庭服务的对象。

二、《家庭服务业管理暂行办法》相关条款

家庭服务的经营和管理,应当坚持社会效益与经济效益并重的原则。家庭服务各方当事人应当遵循自愿、平等、诚实、守信、安全和方便的原则。国家鼓励公益性家庭服务信息平台的建设,扶持中小家庭服务机构发展,采取各项措施促进行业规范发展。

1. 家庭服务机构经营规范

家庭服务机构从事家庭服务活动需取得工商行政管理部门颁发的营业执照。家庭

服务机构应在经营场所醒目位置悬挂有关证照,公开服务项目、收费标准和投诉监督电话。家庭服务机构须建立家庭服务员工作档案,接受并协调消费者和家庭服务员投诉,建立家庭服务员服务质量跟踪管理制度。

家庭服务机构在家庭服务活动中不得有下列行为:

①以低于成本价格或抬高价格等手段进行不正当竞争;

②不按服务合同约定提供服务;

③唆使家庭服务员哄抬价格或有意违约骗取服务费用;

④发布虚假广告或隐瞒真实信息误导消费者;

⑤利用家庭服务之便强行向消费者推销商品;

⑥扣押、拖欠家庭服务员工资或收取高额管理费,以及其他损害家庭服务员合法权益的行为;

⑦扣押家庭服务员身份、学历、资格证明等证件原件;

⑧法律、法规禁止的其他行为。

2. 家庭服务合同

从事家庭服务活动,家庭服务机构或家庭服务员应当与消费者以书面形式签订家庭服务合同。

家庭服务合同应至少包括以下内容:

①家庭服务机构的名称、地址、负责人、联系方式和家庭服务员的姓名、身份证号码、健康状况、技能培训情况、联系方式等信息;消费者的姓名、身份证号码、住所、联系方式等信息。

②服务地点、内容、方式和期限等。

③服务费用及其支付形式。

④各方权利与义务、违约责任与争议解决方式等。

鼓励家庭服务机构为家庭服务员投保职业责任保险和人身意外伤害保险。

3. 家庭服务员行为规范

家庭服务员应当如实向家庭服务机构提供本人身份、学历、健康状况、技能等证明材料,并向家庭服务机构提供真实有效的住址和联系方式。

家庭服务员应符合以下基本要求:

①遵守国家法律、法规和社会公德;

②遵守职业道德;

③遵守合同,按照合同约定内容提供服务;

④掌握相应职业技能,具备必需的职业素质。

家庭服务员在提供家庭服务过程中与消费者发生纠纷,应当及时向家庭服务机构反映,不得擅自离岗。

4. 消费者行为规范

消费者到家庭服务机构聘用家庭服务员时,应持有户口簿或身份证及相关证明,并如实填写登记表,交纳有关费用。

消费者有权要求家庭服务机构按照合同约定指派或介绍家庭服务员和提供服务,消费者有权要求家庭服务机构如实提供家庭服务员的道德品行、教育状况、职业技能、相关工作经历、健康状况等个人信息。消费者应当保障家庭服务员合法权益,尊重家庭服务员的人格和劳动,按约定提供食宿等条件,保证家庭服务员每天基本睡眠时间和每月必要休息时间,不得对家庭服务员有谩骂、殴打等侵权行为,不得拖欠、克扣家庭服务员工资,不得扣押家庭服务员身份、学历、资格证明等证件原件。

消费者有下列情形之一的,家庭服务员可以拒绝提供服务:

①不能提供合同约定的工作条件的;

②对家庭服务员有虐待或严重损害人格尊严行为的;

③要求家庭服务员从事可能对其人身造成损害行为的;

④要求家庭服务员从事违法犯罪行为的。

未经家庭服务员同意,消费者不得随意增加合同以外的服务项目,如需增加须事先与家庭服务机构、家庭服务员协商,并适当增加服务报酬。

5. 监督管理

设区的市级以上商务主管部门应当建设完善家庭服务网络中心,免费提供家庭服务信息,加强从业人员培训,规范市场秩序,推进家庭服务体系建设,促进家庭服务消费便利化和规范化。

第3节　未成年人和妇女权益保障的法律规定

一、《中华人民共和国妇女权益保障法》常识

母婴护理员有许多时间都与妇女打交道,而且母婴护理员大多是女性,因此,了解

和学习《中华人民共和国妇女权益保障法》常识可以适当地保护自己的合法权益。

1. 妇女享有的人身权利

①国家保障妇女享有与男子平等的人身权利。

②妇女的人身自由不受侵犯。禁止非法拘禁和以其他非法手段剥夺或者限制妇女的人身自由;禁止非法搜查妇女的身体。

③妇女的生命健康权不受侵犯。禁止溺、弃、残害女婴;禁止歧视、虐待生育女婴的妇女和不育的妇女;禁止用迷信、暴力等手段残害妇女;禁止虐待、遗弃病、残妇女和老年妇女。

④禁止对妇女实施性骚扰。受害妇女有权向单位和有关机关投诉。

⑤妇女的名誉权、荣誉权、隐私权、肖像权等人格权受法律保护。禁止用侮辱、诽谤等方式损害妇女的人格尊严。禁止通过大众传播媒介或者其他方式贬低损害妇女人格。未经本人同意,不得以营利为目的,通过广告、商标、展览橱窗、报纸、期刊、图书、音像制品、电子出版物、网络等形式使用妇女肖像。

2. 妇女合法权益被侵害时的保护

①被侵害人有权要求有关主管部门处理,或者依法向人民法院提起诉讼;

②被侵害人可以向妇女组织投诉,妇女组织应当要求有关部门或者单位查处。

3. 注意事项

①母婴护理员应勇于保护自己的隐私,如雇主知道了个人的一些信息或隐私,应为母婴护理员保密,若雇主擅自公开隐私,母婴护理员可以依法要求其承担相应的赔偿责任。

②母婴护理员应避免受到性侵害,万一受到侵犯,应该及时向公安机关报案,或向家政公司报案并及时处理。

③尊重女雇主的权益,不得侵犯女雇主的隐私权。对女雇主的东西不得随意翻看,不能偷窥女雇主的私人生活。

二、《中华人民共和国未成年人保护法》常识

母婴护理员要照顾好雇主的婴儿,必须熟知《中华人民共和国未成年人保护法》的常识。

未成年人是指未满十八周岁的公民。该法是为了保护未成年人的身心健康,保障未成年人的合法权益,促进未成年人在品德、智力、体质等方面全面发展,根据宪法制定的法律。

1．保护未成年人应遵循的原则

①尊重未成年人的人格尊严；

②适应未成年人身心发展的规律和特点；

③教育与保护相结合。

2．相关的法律责任

①父母或者其他监护人应当创造良好、和睦的家庭环境，依法履行对未成年人的监护职责和抚养义务。

②禁止对未成年人实施家庭暴力，禁止虐待、遗弃未成年人，禁止溺婴和其他残害婴儿的行为，不得歧视女性未成年人或者有残疾的未成年人。

③父母或者其他监护人应当学习家庭教育知识，正确履行监护职责，抚养教育未成年人。

④有关国家机关和社会组织应当为未成年人的父母或者其他监护人提供家庭教育指导。

⑤学校、幼儿园、托儿所的教职员工应当尊重未成年人的人格尊严，不得对未成年人实施体罚、变相体罚或者其他侮辱人格尊严的行为。

⑥任何组织或者个人不得披露未成年人的个人隐私。对未成年人的信件、日记、电子邮件，任何组织或者个人不得隐匿、毁弃；除因追查犯罪的需要，由公安机关或者人民检察院依法进行检查，或者对无行为能力的未成年人的信件、日记、电子邮件由其父母或者其他监护人代为开拆、查阅外，任何组织或者个人不得开拆、查阅。

⑦违反本法规定，侵害未成年人的合法权益，其他法律、法规已规定行政处罚的，遵从其规定；造成人身财产损失或者其他损害的，依法承担民事责任；构成犯罪的，依法追究刑事责任。

⑧侵犯未成年人隐私，构成违反治安管理行为的，由公安机关依法给予行政处罚。

3．注意事项

①母婴护理员最基本的职责是应保护婴儿的身心健康和安全，确保不因疏忽或无知伤害了婴儿。

②注意保护婴儿的隐私，比如照片应妥善保管，不得外泄并作为商业用途等，一旦侵犯，要承担相应的法律责任。

【案例 8-1】

小王是李某雇佣的母婴护理员，在李某儿子满月后，小王无意间把李某儿子满月的照片发给自己的男朋友一起欣赏。后来,李某无意间在某网站看到了自己儿子的照片,被用作某婴儿用品的广告插图。原来,小王男友是某商业网站的工作人员,未征得李某同意擅自使用了其儿子的照片,侵犯了其肖像权。因此,李某要求马上撤销照片,并给予经济赔偿。正因为小王的疏忽和无知导致其和男友成为被告。小王也因此被雇主辞退。

第4节 食品安全管理的法律规定

一、食品安全管理的定义

对于食品安全管理,目前学术界尚没有科学的定义,参考管理的定义和相关文献及资料,总结概括食品安全管理的定义为:食品安全管理是指政府及食品相关部门在食品市场中,动员和运用有效资源,采取计划、组织、领导和控制等方式,对食品、食品添加剂和食品原材料的采购,食品生产、流通、销售及食品消费等过程进行有效的协调及整合,以达到确保食品市场内活动健康有序地开展,保证实现公众生命财产安全和社会利益目标的活动过程。

二、食品安全管理的制度

1. 食品销售卫生制度

①食品销售工作人员必须穿戴整洁的工作衣帽,洗手消毒后上岗,销售过程中禁止挠头、咳嗽,打喷嚏用纸巾捂口。

②销售直接入口的食品必须有完整的包装或用防尘容器盛放,使用无毒、清洁的售货工具。

③食品销售应有专柜,要有防尘、防蝇、防污染设施。

④销售的预包装及散装食品应标明厂名、厂址、品名、生产日期和保存期限(或保质期)等。

2. 从业人员健康检查制度

①食品经营人员必须每年进行健康检查,取得健康证明后方可参加工作,不得超期使用健康证明。

②食品安全管理人员负责组织本单位从业人员的健康检查工作,建立从业人员卫

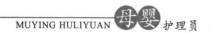
生档案。

③患有痢疾、伤寒、病毒性肝炎等消化道传染病的人员，以及患有活动性肺结核、化脓性或者渗出性皮肤病等有碍食品安全的疾病的人员，不得从事接触直接入口食品的工作。

3. 从业人员食品安全知识培训制度

①认真制订培训计划，定期组织管理人员、从业人员参加食品安全知识、职业道德和法律及法规的培训以及操作技能培训。

②新参加工作的人员包括实习工、实习生必须经过培训、考试合格后方可上岗。

③建立从业人员食品安全知识培训档案，将培训时间、培训内容、考核结果记录归档，以备查验。

4. 食品用具清洗消毒制度

①食品用具、容器、包装材料应当安全、无害，保持清洁，防止食品污染，并符合保证食品安全所需的温度等特殊要求。

②食品用具要定期清洗、消毒。

③食品用具要有专人保管、不混用不乱用。

④食品冷藏、冷冻工具应定期保洁、洗刷、消毒，专人负责、专人管理。

⑤食品用具清洗、消毒应定期检查、不定期抽查，对不符合食品安全标准要求的用具及时更换。

三、相关注意事项

1. 母婴护理员应遵守以下个人卫生制度

①从业人员每年应当进行健康检查，取得健康证明后方可参加工作。

②勤洗澡、勤洗手、勤剪指甲。勤洗衣服、被，勤换工作服，进入操作间须戴发帽，头发必须全部戴入帽内。

③定期理发，平日不染红指甲，上班不戴戒指、手表、手镯。

④不准穿工作服上厕所，大小便后坚持洗手消毒。

⑤不准用手抓直接入口食品；不准对着食品咳嗽或打喷嚏。

⑥抹布专用，经常搓洗、消毒。

2. 母婴护理员应熟悉食品贮存方法

(1)低温贮存

①冷藏贮存:0℃至－10℃条件下贮存;

②冷冻贮存:0℃至－29℃条件下贮存。

(2)常温贮存

贮存基本要求:

①清洁卫生;

②通风干燥;

③无鼠害。

第5节 母婴保健的法律规定

《中华人民共和国母婴保健法》是为了保障母亲和婴儿健康,提高出生人口素质,根据宪法制定的法规。

一、《中华人民共和国母婴保健法》常识

母婴护理员照顾的是产妇和新生儿,因此,对当事人的权益要了解和学习。

1. 孕产期保健

①母婴保健指导:对孕育健康后代以及严重遗传性疾病和碘缺乏病等地方病的发病原因、治疗和预防方法提供医学意见;

②孕妇、产妇保健:为孕妇、产妇提供卫生、营养、心理等方面的咨询和指导以及产前定期检查等医疗保健服务;

③新生儿保健:为新生儿生长发育、哺乳和护理提供医疗保健服务;

④医疗保健机构为产妇提供科学育儿、合理营养和母乳喂养的指导。医疗保健机构对婴儿进行体格检查和预防接种,逐步开展新生儿疾病筛查、婴儿多发病和常见病防治等医疗保健服务。

2. 行政管理

①各级人民政府应当采取措施,加强母婴保健工作,提高医疗保健服务水平,积极防治由环境因素所致严重危害母亲和婴儿健康的地方性高发性疾病,促进母婴保健事业的发展。

②县级以上地方人民政府卫生行政部门管理本行政区域内的母婴保健工作。

③省、自治区、直辖市人民政府卫生行政部门指定的医疗保健机构负责本行政区域

内的母婴保健监测和技术指导。

④从事母婴保健工作的人员应当严格遵守职业道德,为当事人保守秘密。

二、注意事项

①母婴护理员应经过正规和严格的培训,具备专业知识和技能,真正做好母婴保健工作。

②各级相关部门应组织好母婴护理员的培训,提高母婴照护水平。

第6节　消费者权益保护的法律规定

《中华人民共和国消费者权益保护法》是维护全体公民消费权益的法律规范的总称,是为了保护消费者的合法权益,维护社会经济秩序稳定,促进社会主义市场经济健康发展而制定的一部法律。根据 2013 年 10 月 25 日十二届全国人大常委会第 5 次会议《关于修改的决定》第 2 次修正,自 2014 年 3 月 15 日起施行。

一、该法的特点和作用

消费活动的主体包括消费者和经营者。消费者是指为满足生活需要而购买商品或接受服务的自然人,经营者是指为了满足消费者的生活需要而提供商品或服务的自然人或组织。

母婴护理员作为提供服务的自然人,应了解和学习该法,以明了自己作为经营者的义务。

该法特点如下:

①以专章规定消费者的权利,表明该法以保护消费者权益为宗旨。该法列举的消费者权利有许多,体现出较高的保护水平。

②特别强调经营者的义务。首先,规定经营者与消费者进行交易时应当遵循自愿、平等、公平、诚实信用的原则。其次,以专章规定了经营者对特定消费者以及社会公众的义务。

③鼓励、动员全社会为保护消费者合法权益共同承担责任,对损害消费者权益的不法行为进行全方位监督。

④重视对消费者的群体性保护,以专章规定了消费者组织的法律地位。

　　《中华人民共和国消费者权益保护法》的颁布与施行，是我国第一次以立法的形式全面确认消费者的权利，对保护消费者的权益，规范经营者的行为，维护社会经济秩序，促进社会主义市场经济健康发展具有十分重要的意义。在市场经济条件下，由于消费者与生产经营者各自的利益驱动，二者的利益关系并不总是一致的，而常常会出现矛盾，消费者又往往处于弱者地位，其权益总是在不断受到侵犯。消费者权益保护法规定了消费者的权利和消费者组织及其职能，以及消费者和经营者有关消费者权益争议的解决途径和经营者应承担的责任等，这就以法的形式对生产经营者和消费者的相互关系与市场行为作了规范，有利于维护正常的市场秩序。

二、相关条款

1. 总则

　　消费者为生活消费需要购买、使用商品或者接受服务，其权益受本法保护；本法未作规定的，受其他有关法律、法规保护。经营者为消费者提供其生产、销售的商品或者提供服务，应当遵守本法；本法未作规定的，应当遵守其他有关法律、法规。经营者与消费者进行交易，应当遵循自愿、平等、公平、诚实信用的原则。

2. 消费者权利

　　①消费者在购买、使用商品和接受服务时享有人身、财产安全不受损害的权利。

　　②消费者享有知悉其购买、使用的商品或者接受的服务的真实情况的权利。

　　③消费者有权自主选择提供商品或者服务的经营者，自主选择商品品种或者服务方式，自主决定购买或者不购买任何一种商品、接受或者不接受任何一项服务。

　　④消费者在购买商品或者接受服务时，有权获得质量保障、价格合理、计量正确等公平交易条件，有权拒绝经营者的强制交易行为。

　　⑤消费者因购买、使用商品或者接受服务受到人身、财产损害的，享有依法获得赔偿的权利。

3. 经营者的义务

　　①经营者向消费者提供商品或者服务，应当依照本法和其他有关法律、法规的规定履行义务。经营者和消费者有约定的，应当按照约定履行义务，但双方的约定不得违背法律、法规的规定。

　　经营者向消费者提供商品或者服务，应当恪守社会公德，诚信经营，保障消费者的合法权益；不得设定不公平、不合理的交易条件，不得强制交易。

②经营者应当听取消费者对其提供的商品或者服务的意见，接受消费者的监督。

③经营者收集、使用消费者个人信息，应当遵循合法、正当、必要的原则，明示收集、使用信息的目的、方式和范围，并经消费者同意。经营者收集、使用消费者个人信息，应当公开其收集、使用规则，不得违反法律、法规的规定和双方的约定收集、使用信息。

经营者及其工作人员对收集的消费者个人信息必须严格保密，不得泄露、出售或者非法向他人提供。经营者应当采取技术措施和其他必要措施，确保信息安全，防止消费者个人信息泄露、丢失。在发生或者可能发生信息泄露、丢失的情况时，应当立即采取补救措施。

4. 国家对消费者合法权益的保护

有关国家机关应当依照法律、法规的规定，惩处经营者在提供商品和服务中侵害消费者合法权益的违法犯罪行为。

消费者协会和其他消费者组织是依法成立的对商品和服务进行社会监督的保护消费者合法权益的社会组织。

5. 法律责任

消费者在接受服务时，其合法权益受到损害的，可以向服务者要求赔偿。

经营者提供商品或者服务，造成消费者或者其他受害人人身伤害的，应当赔偿医疗费、护理费、交通费等为治疗和康复支出的合理费用，以及因误工减少的收入。造成残疾的，还应当赔偿残疾生活辅助具费和残疾赔偿金。造成死亡的，还应当赔偿丧葬费和死亡赔偿金。

经营者侵害消费者的人格尊严、侵犯消费者人身自由或者侵害消费者个人信息依法得到保护的权利的，应当停止侵害、恢复名誉、消除影响、赔礼道歉，并赔偿损失。

经营者有侮辱诽谤、搜查身体、侵犯人身自由等侵害消费者或者其他受害人人身权益的行为，造成严重精神损害的，受害人可以要求精神损害赔偿。

经营者提供商品或者服务，造成消费者财产损害的，应当依照法律规定或者当事人约定承担修理、重作、更换、退货、补足商品数量、退还货款和服务费用或者赔偿损失等民事责任。

第7节 预防接种的法律规定

一、我国关于预防接种的相关法律

我国较早制定的关于预防接种的法律制度,有 1980 年卫生部颁布的《预防接种后异常反应和事故的处理试行办法》,之后《中华人民共和国传染病防治法》对预防接种在法律层面作了部分规定。基于此,国务院 2005 年 6 月 1 日实施的《疫苗流通和预防接种管理条例》以行政法规的形式对疫苗的流通、接种、保障措施、异常反应的处理等均作了规定,之后卫生部出台的《预防接种工作规范》从程序上保障了《疫苗流通和预防接种管理条例》的有效实施,2008 年 12 月 1 日施行的《预防接种异常反应鉴定办法》第 35 条又对异常反应进行了明确规定。

二、《疫苗流通和预防接种管理条例》的相关条款

1. 总则

为了加强对疫苗流通和预防接种的管理,预防、控制传染病的发生、流行,保障人体健康和公共卫生,根据《中华人民共和国药品管理法》(以下简称药品管理法)和《中华人民共和国传染病防治法》(以下简称传染病防治法),制定本条例。

①国务院卫生主管部门根据全国范围内的传染病流行情况、人群免疫状况等因素,制定国家免疫规划;会同国务院财政部门拟订纳入国家免疫规划的疫苗种类,报国务院批准后公布。

②国家实行有计划的预防接种制度,推行扩大免疫规划。需要接种第一类疫苗的受种者应当依照本条例规定受种;受种者为未成年人的,其监护人应当配合有关的疾病预防控制机构和医疗机构等医疗卫生机构,保证受种者及时受种。

2. 疫苗接种

①国务院卫生主管部门应当制定、公布预防接种工作规范,并根据疫苗的国家标准,结合传染病流行病学调查信息,制定、公布纳入国家免疫规划疫苗的免疫程序和其他疫苗的免疫程序或者使用指导原则。

②各级疾病预防控制机构依照各自职责,根据国家免疫规划或者接种方案,开展与预防接种相关的宣传、培训、技术指导、监测、评价、流行病学调查、应急处置等工作,并

依照国务院卫生主管部门的规定做好记录。

③接种单位应当承担责任区域内的预防接种工作,并接受所在地的县级疾病预防控制机构的技术指导。接种单位接种疫苗,应当遵守预防接种工作规范、免疫程序、疫苗使用指导原则和接种方案,并在其接种场所的显著位置公示第一类疫苗的品种和接种方法。

④医疗卫生人员在实施接种前,应当告知受种者或者其监护人所接种疫苗的品种、作用、禁忌、不良反应以及注意事项,询问受种者的健康状况以及是否有接种禁忌等情况,并如实记录告知和询问情况。受种者或者其监护人应当了解预防接种的相关知识,并如实提供受种者的健康状况和接种禁忌等情况。医疗卫生人员应当对符合接种条件的受种者实施接种,并依照国务院卫生主管部门的规定,填写并保存接种记录。对于因有接种禁忌而不能接种的受种者,医疗卫生人员应当对受种者或者其监护人提出医学建议。

⑤国家对儿童实行预防接种证制度。在儿童出生后1个月内,其监护人应当到儿童居住地承担预防接种工作的接种单位为其办理预防接种证。接种单位对儿童实施接种时,应当查验预防接种证,并做好记录。

⑥接种单位接种第一类疫苗不得收取任何费用。接种单位接种第二类疫苗可以收取服务费、接种耗材费,具体收费标准由所在地的省、自治区、直辖市人民政府价格主管部门核定。

3. 预防接种异常反应的处理

(1)预防接种异常反应的定义

合格的疫苗在实施规范接种过程中或者实施规范接种后造成受种者机体组织器官、功能损害,相关各方均无过错的药品不良反应。

下列情形不属于预防接种异常反应:

①因疫苗本身特性引起的接种后一般反应;

②因疫苗质量不合格给受种者造成的损害;

③因接种单位违反预防接种工作规范、免疫程序、疫苗使用指导原则、接种方案给受种者造成的损害;

④受种者在接种时正处于某种疾病的潜伏期或者前驱期,接种后偶合发病;

⑤受种者有疫苗说明书规定的接种禁忌,在接种前受种者或者其监护人未如实提供受种者的健康状况和接种禁忌等情况,接种后受种者原有疾病急性复发或者病情